DSM-5
诊断性访谈速查手册

The Pocket Guide
to the DSM-5
Diagnostic Exam

［美］亚伯拉罕·努斯鲍姆（Abraham M. Nussbaum, MD）◎ **编著**
王 磊 张 欢 何才宇 台晓旭 ◎ **译**

北京科学技术出版社

图书在版编目（CIP）数据

DSM-5 诊断性访谈速查手册 /（美）亚伯拉罕·努斯鲍姆（Abraham M. Nussbaum）编著；王磊等译. -- 北京：北京科学技术出版社，2023.9
书名原文：The Pocket Guide to the DSM-5 Diagnostic Exam
ISBN 978-7-5714-0114-6

Ⅰ. ①D… Ⅱ. ①亚… ②王… Ⅲ. ①精神障碍—诊断—指南 Ⅳ. ①R749.04-62

中国版本图书馆 CIP 数据核字（2019）第 032551 号

责任编辑：	何晓菲	电　　话：	0086-10-66135495（总编室）
责任校对：	贾　荣		0086-10-66113227（发行部）
图文制作：	创世禧	印　　刷：	河北鑫兆源印刷有限公司
责任印制：	吕　越	开　　本：	880 mm × 1230 mm　1/32
出 版 人：	曾庆宇	字　　数：	150 千字
出版发行：	北京科学技术出版社	印　　张：	7.875
社　　址：	北京西直门南大街 16 号	版　　次：	2023 年 9 月第 1 版
邮政编码：	100035	印　　次：	2023 年 9 月第 1 次印刷
网　　址：	www.bkydw.cn		ISBN 978-7-5714-0114-6

定　　价：89.00 元

前言

《精神障碍诊断与统计手册（第 5 版）》（Diagnostic and Statistical Manual of Mental Disorders，DSM-5；美国精神医学学会，2013）是一本使用广泛的精神疾病手册。它为各种疾病提供诊断标准，并从病情发展、遗传学和性格等不同角度讨论疾病。笔者撰写本书，旨在将其作为诊断性访谈中使用 DSM-5 的实用指南。尽管本书不能替代 DSM-5 本身或精神疾病访谈教科书（例如，MacKinnon 等，2006；Shea，1998；Sullivan，1954），但它描述了一种将 DSM-5 标准高效地应用于全面诊断性访谈的方法。

笔者每天都会带着学生、实习生和同行医生与患者面谈，因此，本书对任何经验水平的专业人员均适用。本书遵循 DSM-5 的结构编写，第一部分对诊断性访谈进行了简单介绍，第 1 章和第 2 章中阐述了诊断性访谈的目标，第 3 章介绍了学习诊断性访谈的有效结构，第 4 章和第 5 章描述了 DSM-5 如何改变诊断性访谈；第二部分介绍如何将 DSM-5 诊断标准用于临床实践；第三部分介绍了诊断工具及其他相关信息。

总体而言，本书可以帮助医生准确地诊断有精神障碍的人员，同时与其建立治疗联盟关系，这是精神疾病治疗接触的目标，即使是像诊断性访谈这样精简的诊断过程也不例外。

在开始之前，笔者承认，将医疗护理对象视为医学专业人士护理的患者，还是视为该专业人士服务的自主消费者，还存在激烈的争论（Emanuel 和 Emanuel，1992）。虽然此争论有一定意义，但本书中未涉及相关内容。在本书中，由于人格优先于疾病或身体耗损，笔者使用**人**这一术语来指代初步诊断性访谈的对象。提及患者和访谈人员时，笔者尽量使用中性用语表达。但是，如果这样用语不合语法要求时，笔者会交替使用性别名称，即：一章普遍使用女性性别，下一章普遍使用男性性别。经过初步面谈后，对于已开始接受精神疾病治疗的人，笔者使用了**患者**一词，因为它既承认了该人员在治疗中的脆弱性，还认可了心理健康专业人士在护理患者时所承担的责任（Radden，Sadler，2010）。笔者使用**患者**一词不是为了支持医疗家长主义，而是为了强调在临床接触中发展起来的受保护特殊关系应更好地被描述为治疗关系，而非医疗契约。

致谢

本书始于笔者摸索尝试与精神痛苦人士进行的交谈，旨在继续（并增进）这些对话，所以感谢从中对我有所助益的所有患者、学生和老师。为保护患者隐私，书中不会提及患者的名字。随着时间的流逝，笔者无法一一回忆起所有学生。因此，笔者在此感谢那些我试图仿效的老师们：Lossie Ortiz、Betsy Bolton、Andrew Ciferni、Stanley Hauerwas、Don Spencer、Sue Estroff、Amy Ursano、Gary Gala、David Moore、Julia Knerr、Karon Dawkins、Joel Yager、Eva Aagaard 和 Robert House。最后，感谢 Melissa Musick 和 Melanie Rylander 阅读并改进本书的草稿。

在此声明，作者没有利益冲突。

目　录

第一部分　诊断性访谈概述

第二部分　DSM-5 诊断标准的临床应用

第三部分　诊断工具及其他相关信息

第一部分

诊断性访谈概述

第 1 章

诊断性访谈简介

当一个人经历精神痛苦时，她最初的精神上的表现通常是困惑或害怕。更大程度上，在接受评估所承受的精神痛苦之前，她往往必须克服一系列障碍（Radden，Sadler，2010）。这些障碍可包括路径、费用、恐惧感和羞耻感。但是，一旦一个人克服了这些特殊障碍，她便能够接受诊断，确定所承受痛苦的本质，并将它们纳入自身系统的运转中。虽然已有各种方法来解释精神痛苦，但本书描述以《精神障碍诊断与统计手册（第 5 版）》（DSM-5；美国精神医学学会，2013）为准。此版本是心理健康专业人士所用通用语言的最新版本。DSM-5 也受到许多敏锐人士的批评（例如，Phillips 等，2012a、2012b、2012c），本书笔者并不认为 DSM-5 是完美无缺的，但 DSM-5 确实提供了一种具有普遍性的方法，可将精神疾病访谈组织成当代专业人员可以理解的诊断方式（Kinghorn，2011）。

因为精神病学检查结果不像肩关节半脱位那样明显，也不那么容易理解，精神卫生专业人员需要 DSM-5 这样的通用语言来描述这些结果。精神病学的发现结果通常分为**症状**（个人异常主观报告）和**体征**（个人异常客观发现）。体征和症状之间的这些区别阐明了精神病学发现结果的起源，但最重要的不是起源，而是在诊断中来权衡如何利用临床判断的任一体征和症状（King，1982）。虽然通常认为体征比症状更能说明问题，因为体征是可观察到的，但体征和症状都可以有不同的解读。当你看到一个人哭泣时，她的眼泪可能表示悲伤、喜悦，或是由于沙粒卡在了隐形眼镜下。像眼泪这样的体征没有什么意义，基本无法用于判断一个人哭泣的原因。

尽管许多精神病学体征和症状是某些精神疾病所特有的，但大多数都是非特异性的——每个人都经历过失眠和注意力无法集中——出现过精神病学体征或症状的大多数人都没有精神疾病。就其性质而言，精神病学体征和症状通常存在于正常和病态之间的边界地带（Pierre，2010）。很明显，要解释这些体征和症状是很困难的，而且确实存在误诊风险（Rosenhan，1973），因此，医生有责任对患者尽量做出准确的诊断（美国精神医学学会，2010）。

医生应理解观察到的体征和了解的症状与它们对患者影响之间的关系，因为这可能会对患者产生深远影响，因为虽然所有疾病都威胁着身体的完整性（Cassell，1991），精神障碍却能损害一个人的思考、感知和行为能力。由于这些能力与一个人的能动性、自我和同一性（Mchugh，Slaveny，1998）密切相关，精神障碍往往被认为是一种更大的生存威胁。所以，当你第一次见到精神障碍患者时，她可能在问自己："我怎么了？我疯了吗？"当耐心倾听完她的陈诉，找出她痛苦的本质时，你可以通过为这种不可名状的恐惧给出对应的医学术语解释，来减轻她的忧虑。你需要尽量准确地描述，并且在通过精神障碍诊断来说明精神痛苦时，可参照 DSM-5，以提高临床判断准确性。

DSM-5 通过测定疾病的严重程度，将诊断结果与**国际疾病分类**（International Classification of Diseases，ICD）系统相对应，并结合神经科学的研究进展（Kupfer，Regier，2010），提高了精神疾病诊断的准确性。DSM-5 是美国精神医学学会和其他心理健康团体的领导人 10 年前构思出来的，但最终由 6 个研究小组、13 个诊断工作小组和 1 个由倡导者、临床医生和研究人员组成的工作组（Regier 等，2009）编著。由此产生的标准曾 3 次在网上公开征求公众意见，并现场测试其可靠性和有效性（美国精神医学学会，2013）。

除了这一公开过程之外，DSM-5 的改进还体现在"维度"的引入，即特定障碍中表现的精神症状。第 4 章"维度冒险"详细讨论了维度。

但是，简而言之，引入维度是为了减少并发症，并开始转向基于指示神经回路功能障碍体征的诊断系统，而不是基于症状的诊断系统。这标志着该版本的 DSM 与以前不同。

在第 3 版中，DSM 的作者开始围绕症状的存在与否来确诊（美国精神医学学会，1980）。这种诊断模型有时被称为**分类模型**，因为根据一个人的症状，无法确定其是否患有属于某一诊断类别的精神疾病。从第 3 版 DSM 开始，诊断标准很少提到精神障碍的成因，即所谓的理论原则，即使成因与精神障碍密切相关（Wilson，1993）。专注于症状描述而不是精神障碍的成因，使对精神痛苦的病因持不同意见的心理健康专业人士能够一起工作。DSM-Ⅲ被证实对心理健康实践和研究非常有用，因此，随后的修订保留了分类模型。然而，随着时间的推移，问题变得越来越明显，DSM 开始变得像一个观鸟指南，指南仅依据外部特征确定鸟类所属的物种，而不管这些特征的成因（Mchugh，2007）。

英国心理学家 Richard Bentall 曾经观察到，由于幸福的人在统计中占比很小，表现出类似乐观主义的认知扭曲，并且有许多不连续的症状，因而幸福感是一种精神障碍。因此，Bentall 建议，有幸福感的人应该被诊断为患有重度心境障碍（愉快型）（Bentall，1992）。Bentall 虽是以调侃的方式做出这种诊断，但其实是严肃批评了这种有时无法区分罕见正常现象与病理的诊断系统（Aragona，2009）。

为了回应这些担忧，DSM-5 的作者增加了维度评估，这对大多数访谈人员来说是全新的内容，同时改进了当前已为大多数访谈人员了解的分类模型。由于 DSM-5 将被广泛应用，笔者写这本书旨在指导新手和经验丰富的访谈人员通过分类和维度评估进行 DSM-5 诊断检查。本书包括对诊断检查期间建立和缔结治疗联盟的实际讨论（第 2 章），用几章篇幅评述 DSM-5 如何影响诊断检查（第 3~5 章），并采用 DSM-5 的可操作版本进行诊断检查（第 6 章）。在我们开始前，笔者有必要问一问大家：“诊断性访谈的目的是什么？”

障碍，而非疾病或病症

当你进行诊断性访谈时，会得出一个诊断结果。DSM-5 访谈得出的诊断结果被称为**障碍**，而不是**疾病**或**病症**。这三个术语都是指正常功能受损，但 DSM 系统使用**障碍**来表示生物、社会、文化和心理因素在精神痛苦中复杂的相互作用。

医生通常从疾病的角度来思考，这种疾病可以被描述为人体器官和系统结构与功能的病理异常。患者通常患有疾病，他们有病理异常或生病的经历。放远了看，疾病和病症可能看起来是相同的体验，只是患者和医生观察角度不同而已。然而，也须考虑通常为偶然发病的情况，如高血压，这种病症发病之前没有任何相关的临床表现。对诊断医生来说，高血压是一种慢性血管疾病，增加了卒中和心脏病发作的风险，但患者往往不承认自己生病或患病。反之，有时患者可能会表现得非常不舒服，并称自己患了思乡病，而医生并不认为这是一种疾病。正如人类学家反复记录的那样，疾病和病症往往是不同的体验，而不仅仅是视角不同（Estroff，Henderson，2005）。

人类学家也可能会说，这类体验与文化相关：在不同的地方和时间，某些情况可能会被判定为疾病或病症。然而，要确认是否患有疾病或病症，通常需要医生做出诊断。

当某种特定文化认为一个人患有某种疾病，从而改变了他在社会中的地位时，这个人开始具有著名社会学家 Talcott Parsons（1951）所说的“患者角色”。Parsons 发现，一个被认为患病的人可以免于担任正常的社会角色。患者不必履行其通常应履行的社会职责，但其社会角色的豁免程度与疾病的性质和严重程度与其年龄和文化角色有关。以当代情况为例，孩子如果出现轻微发热和腹泻，便可待在家里休息而不用上学，但是背部疼痛的成年人只有忍受数年的顽固性疼痛，直到无法继续工作。

作为患者角色的人，通常不用对自己的疾病负责，因为大众通常认为疾病是人类无法控制的。病症需要帮助才能好转。因此，当医生诊断出一个人患有疾病时，医生就会认可她的疾病，并承认她的患者角色（Parsons，1951）。当你将一个人的痛苦诊断为某种特定疾病或障碍时，即承认了其在特定文化中的患者角色，并且你需要记住，对患者所做的任何诊断都具有这种文化功能。

虽然所有诊断都有文化功能，但精神障碍诊断尤其复杂。精神障碍是由生物、遗传、环境、社会和心理事件造成的，这些致病因素在不同的精神障碍诊断中有不同程度的影响（Kendler，2012）。此外，精神障碍诊断描述了一个人的人格障碍，通常会对一个人的认同感构成威胁（Rüsch 等，2005）。

为了认识这种复杂性，DSM 的作者选择了**障碍**一词来描述精神障碍诊断。**障碍**可以广义地定义为身体或心理功能的紊乱。在医疗领域，此术语还用来描述遗传缺陷和代谢失调。然而，医学上的大多数诊断都被称为疾病，而不是障碍；将精神障碍诊断称作障碍突出了精神问题——**障碍**和身体问题——**疾病**之间的区别（Wallace，1994）。当精神科医生诊断一个人患有“精神障碍”时，内科医生却没有诊断出其患有“身体疾病”，这就是区别所在。相反，内科医生简明扼要地诊断出一个人患有“疾病”，这说明了我们在“障碍”之前使用修饰词“精神”含蓄地认可了身体和精神之间是存在区别的。

正如笔者在第 5 章“DSM-5 的主要变化”中所讨论的那样，DSM-5 的作者通过删除多轴系统来解决这一问题。这就解决了以前的 DSM 版本中发现的难题，即在诊断构成中分列两个独立部分来记录痴呆等病症（Wiggins，Schwartz，1994）。尽管这种变化消除了使身心之间区别加剧的冗余，但是障碍的定义和界限仍然很宽泛。这些定义和界限的范围从非法行为到特定病理过程，具有特征显著的病因、遗传性和患病率。因此，障碍的确切含义仍然很模糊。

尽管如此，所有诊断都是提取自一个人的经历，并带有时代的印记（回顾之前的例子，高血压在 16 世纪还没有被诊断出来）。从这个意义上说，用**障碍**来描述精神痛苦，会引起人们注意精神痛苦如何损害一个人的功能，暗示导致精神痛苦的事件之间复杂的相互作用，并含蓄地承认我们对精神痛苦原因认识的局限性。我们只是了解得不够准确。相反，我们可以认为，在诊断系统中继续使用**障碍**，其实是为进一步研究提供了机会和动力。

DSM-5 对精神障碍的定义

你遇到的精神痛苦的患者往往迫不及待地想得到期望中准确的诊断结果——他们理应得到你目前所能提供的最佳答案。著名的文化人类学家 Richard Shweder（2003）指出，从单一角度来看，我们观察到的任何东西都是不完整的，同时从多个不同角度来看，观察到的任何东西都是不连贯的，而如果不从任何角度观察的话，就无法得出有意义的结论。你必须选取某一特定角度，但是需要理解的是，不管是否必要，你的观察角度必然是不完整的。对精神障碍的定义提出批评要比界定准确、可靠和有用的定义容易得多。

DSM-5 的作者认为，精神障碍是指“一种以个人认知、情绪调节或行为出现严重困扰为特征的症状，此症状反映了心理、生物或发育过程中的潜在心理功能障碍”。他们将精神障碍与“对常见应激源或损失（如爱人死亡）的预期或文化认可的反应”区分开来。作者告诫说，“社会偏差行为（例如，政治、宗教或性偏差行为）以及个人和社会之间的冲突不是精神障碍，除非这种偏差或冲突是由于个人的功能障碍造成的。”精神障碍的这一定义，以及作者对诊断应“具有临床效用”和“帮助临床医生确定患者的预后、治疗计划和潜在治疗结果”（美国精神医学学会，2013）的坚持，对诊断性访谈有重要的影响（Stein 等，2010）。

第一，该定义将精神障碍描述为在多个可能领域引起严重临床困扰。这意味着，当你与有精神困扰的人面谈时，需要探究他们的痛苦在多大程度上严重损害其认知、情感和行为。然而，该定义并没有描述是什么构成“重大”损害。由于定义不够精确，你需要根据患者在体征和症状出现之前的表现来确定其是否有功能方面的**损害**。为此，你可以要求这位患者回忆最近一次痛苦发作之前的一段时间，并描述当时和现在的功能差异。理想情况下，你还可以从认识她的人那里间接获取信息，以帮助评估其在发病前的能力和功能。你也可以使用世界卫生组织的残疾评定量表 2.0（WHODAS 2.0），这是 DSM-5 的作者认可的残疾评定工具（世界卫生组织，2010），第 11 章“选定的 DSM-5 评估措施”中对此进行了讨论。其他几种经过验证的残疾评定方法也是可用的。但是，无论使用哪种方法，你都需要单独确定接受评定的每个人是否存在功能障碍与功能损害及其程度。

第二，因为这个定义认为功能障碍是由“心理、生物或发育过程中的潜在心理功能障碍”而引起，所以你需要评估所有这些过程。DSM-5 标准为如何引出和组织心理过程的症状提供了明确的指导，但对评估生物和发育过程提供的指导较少。由于你有责任全面了解接受访谈的人，那么你至少需要了解这个人的病史和发育阶段。我们在第 3 章“30 分钟诊断性访谈”和第 8 章“逐步鉴别诊断方法”中简要讨论了评估这些过程的方法。

第三，该定义排除了某种预期的功能障碍。这可能包括对一些事件的反应，例如，亲密朋友死亡或失业——也就是对许多人造成精神痛苦的事件。DSM-5 的定义提到了“文化认可”的反应，但没有定义什么是文化或文化认可，这进一步表明你需要评估在诊断性访谈中引出的症状与一个人的生活背景之间的关系。因此，你可能会问这个人，或者其家人、朋友、伙伴和同事，她的反应是否与其所处文化一致，因为你需要探索精神痛苦者所处的文化背景。

第四，这个定义同时排除了由接受访谈人员和其更广泛的文化之间的分歧而导致的功能障碍。一个人的思想和行为可能明显与她的亲朋好友或文化相冲突。但是，这种冲突本身并不是出现精神障碍的原因。对诊断性访谈来说，确立一个人的文化期望和行为底线很重要，尤其是当接受访谈的人的年龄、性别、文化、经历、信仰、语言或生活方式与你不同——简而言之，几乎对你遇到的每个人，你应该询问她的痛苦都有什么表现，而不是对其含义做出假设。

第五，定义包括一条重要的警告：诊断必须具有临床意义。这一警告有助于进一步区分 DSM-5 和“观鸟指南”，因为即使一个人具有某一特定障碍的所有症状，如果这种障碍未有效地提示须接受的诊断、治疗或预后，该诊断则被认为是不恰当的。对临床效用的这种要求说明了 DSM-5 的实用性。DSM-5 是一个诊断系统，旨在让人们能够准确可靠地交流精神病学研究发现，而不是仅仅为了精神障碍诊断而进行诊断。

诊断性访谈引发的问题

在回顾 DSM-5 精神障碍的定义时，我们可以很明显地发现 DSM-5 的作者留下了许多未定义的地方。正如精神疾病治疗中经常发生的那样，缺乏定义时需要运用实践智慧来解决（Radden，Sadler，2010）。在诊断性访谈中，这意味着要将诊断分类应用于你面前必须接受访谈的特定人员。要确定你面前的人是否患有精神障碍，你需要对其进行充分了解。虽然一次良好的诊断访谈可以得出一个诊断结果，但在这一过程中也会产生你在了解被访谈者时需要问的问题。这些问题可能与诊断、治疗和预后有关。

在任何诊断性访谈结束时，你应该能够生成一份用于进一步具体诊断的附加信息列表。这些附加信息可以是在其他环境中认识患者的人员间接提供的信息，这些人员包括患者过去的精神科医生、心理医生、治疗师、咨询师、初级护理师、牧师、雇主、同事、老师、同龄人、朋友、家人、伙伴和配偶。有时，你可能希望通过其他诊断测验来处理特定的关注领域，如身体或神经系统检查，或神经心理、人格测验。在其他测验之前，你应该了解每项测验的优势和局限性，并考虑测验结果呈阳性或阴性对治疗关系会产生怎样的影响。最后，进一步了解一个人的应对策略以及她对精神痛苦的病因和治疗的理解总是有用的。

尽管 DSM-5 不是治疗手册，但进行诊断性访谈时需考虑患者是否需要接受治疗以及接受哪种治疗。事实上，根据经验，你可以在访谈中开始治疗，将一些基本的治疗技术引入到你的诊断性访谈中。许多老师都推荐经典教材《精神疾病访谈临床实践》(MacKinnon 等，2006)，来学习如何针对患者的人格结构组织精神疾病访谈。如果你觉得自己还不能在诊断性访谈中引入治疗技术，你至少应该在访谈时从心理上着手制订计划，并确定与该患者的具体问题和与该计划的优势相关的资源。接下来的几章将讨论具体的做法。

最后，DSM-5 在预后方面没有提供任何帮助，无法帮助患者了解接受推荐的治疗可能产生的后遗症。你应该给予受访谈者合理的希望。这种希望应该通过对科学文献、临床经验以及你对患者发病前功能和其可用资源的了解进行循证回顾来实现。

结论

DSM-5 的批评者担心它将被当作一种精神疾病检查表，而不是一种全面检查的手段 (Mchugh，Slaveny，2012)。当然，DSM-5 可以以这种方式被接受和使用。你也可以把它作为诊断性访谈的一部分，既表达一个人描述的痛苦，也有助于了解描述痛苦的人。尽管有批评，但 DSM-5 本身并不妨碍你进行全面的检查。诚然，DSM-5 仍然依赖接受访谈者报告的经历和症状，但是你可以接受这一点，作为对精神痛苦现有了解局限性的含蓄承认。在这种情况下，使用 DSM-5 反映了你对患者健康的关心，以及在深入了解过程中改变看法的谦逊和意愿。简而言之，你可以使用 DSM-5 诊断来理解一个人的精神痛苦，也可以将其作为谈话的开始。

第 2 章

诊断性访谈期间缔结治疗联盟

每次与接受访谈者会面都应具有治疗意义，即使是第一次见面。你如何才能实现这一目标，特别是在诊断性访谈的过程中？正如第 1 章“诊断性访谈简介”中所讨论的，了解患者痛苦一定程度上是为了准确诊断其所承受的精神痛苦。说出承受的痛苦于自身有益。虽然你最初的责任可能只是准确诊断，随后会延伸到建立一种关系，在这种关系中，你和患者共同致力其恢复健康。这种关系被称为**治疗联盟**，甚至可以在诊断性访谈中建立。

所有精神疾病治疗的核心都是治疗联盟。当患者确定了治疗目标，并且你在达成这些目标的过程中与患者结盟时，这种联盟就建立了。也就是说，你和患者结成联盟，旨在通过心理手段调动患者体内的治愈力。建立这些联盟的能力极大地影响着你的工作效率，以及你对这项工作的满意度（Summers 和 Barber，2003）。

如果你想知道为什么治疗联盟很重要，我建议你阅读 Jerome Frank 和 Julia Frank 的《说服与治疗：心理疗法的比较研究》（Frank 和 Frank，1991）。在书中，作者说明了为什么不同形式的疗法——精神分析疗法、认知行为疗法、集体治疗和嗜酒者互诫小组疗法——以及萨满教式对话和宗教信仰（作者观点，不代表出版者观点——编者）都能够有效地激励变化。作者观察到，一个人的大多数方面是无法改变的，因为大多数人对自己和世界都有一套相当固定的假设。如果这些假设是固定的，为什么人们会去找心理健康执业医师呢？根据 Frank 的说法，人们对反复失败的自己和这个世界存在非适应性假设。反复失败会导致意志消沉。Frank 写道，“意志消沉的主要原因是患者生活中具有致病意义的感受和事件……有效的心理疗法通过说服患者转换这些致病因素，使之重新燃起希望、增强学习效率、提高自尊，让患者重新融入他们的群体（Frank 和 Frank，1991）。即使在诊断性访谈期间，你也能发现非适应性假设以及由此产生的意志消沉。你也可以为他们重新点燃希望。

以什么方式呢？Frank 观察到，所有有效的治疗形式都确定了一个社会认可的治疗者、一个向治疗者寻求救助的意志消沉的患者，以及他们访谈时的受限关系。要提供治疗，你必须认同一个特定的理论，并对它有适当的信心。

为什么呢？Frank 得出的结论是，治疗是一种对语言的巧用，在此过程中，你带动患者情绪，从而改变一个事件对其的意义。只有当你能为患者提供一个概念框架以理解其非适应性假设以及由此产生的意志消沉时，这种转变才会发生。你可以有效地激活 5- 羟色胺受体或超我，只要此框架对患者和你都有吸引力。你可以在初步访谈中开始这个过程（Alarcón 和 Frank，2011）。

想想你自己的生活：你是否曾与一位帮助你掌握一种自己难以学到的技能的老师或教练一起工作过？你是如何被激励的？你和激励者有什么关系？现在，想想令你表现欠佳的老师或教练。此关系的性质是什么？

你的目标应该是培养有助于人们在生活中做出治疗性改变的关系，这种关系是做出改变的必要条件。电影《充气娃娃之恋》（Oliver，2007）展示了一个在医学背景下形成有效治疗联盟的例子，在这部电影中，Ryan Gosling 扮演了一个有妄想性障碍的年轻人。他的医生，由 Patricia Clarkson 扮演，巧妙地建立关系，让患者顺利地停止妄想。

这并不是说你需要模仿 Patricia Clarkson 或其他任何人。在我作为住院医师进行培训期间，许多住院医师经历了一段痛苦的时期，其间我们开始以治疗师的口吻交谈。我们会小心翼翼地互相问候，害怕表达任何情绪或个人想法会在某种程度上暴露出我们缺乏安全感和我们身上的缺点。缺乏自信的住院医师买了花呢夹克衫，并模仿我们的教员。更自信的住院医师很快越过了这个阶段，形成了自己的风格。他们让我了解到，不论是爱交际的得克萨斯人，还是干脆利落的俄亥俄人或是举止文雅的南卡罗来纳人，只要其能与患者建立联系，便可进行有效的治疗。

如果精神病学访谈的科学性在于准确应用 DSM-5 诊断标准的所有特异性，那么其艺术性在于缔结治疗联盟。在一次有效的诊断性访谈中，你会进行基本的心理治疗，向意志消沉的患者灌输希望，并给予其适当的支持。你的目标应该是在评估患者时开始治疗，因为这有助于增强他的意向性（Mundt 和 Backenstrass，2005）。本章的目的是讨论在 DSM-5 诊断性访谈期间形成治疗联盟的有效方法。

诊断性访谈期间缔结治疗联盟的实用技巧

Frank 在分析治疗性交流的工作原则时发现，“有效性主要取决于治疗师的素质，而不是特殊技术”（Frank 和 Frank，1991）。如果你在意识形态上致力某项技术，Frank 的观点可能会令人沮丧，但也可能会产生积极的影响，鼓励你采取行动培养作为治疗师的技能，因为所有疗法都包含缔结治疗联盟的核心技能。随着你能够更好地与患者缔结治疗联盟，你实施任何形式心理治疗的能力也将会提高。

然而，缔结联盟的能力将受到患者与你交流之前的经历影响。当你在急诊科与某位患者会面时，他可能已经等了几个小时甚至几天，所以这次会面可能会简短而紧张。当你在患者的家庭医生办公室与他会面时，他可能会表现得很信任和平静。但是，这些表现并不是所有人都能预见到的。在会面时，人们将对会面的地方以及你的角色产生有意识和无意识的联想。你不能控制这些联想，但你可以觉察到它们。在你第一次与患者会面之前，试着了解清楚他是如何到达会面地点的，他等你多久了，以及他希望从会面中获得什么。

当你接近患者准备进行访谈时，你甚至可以在说话之前，就采取一些实际措施来缔结联盟。如果你提供的访谈环境能够让人们足够安全地谈论隐私，就会无形中增加患者对你的信任。在理想情况下，为你和患者都准备一把舒适的椅子，摆放在适当的位置，以便你们可以根据需要进行访谈或避免眼神接触。这样设置可鼓励你们之间的对话。与患者一起坐坐可以增加他对你陪他度过的时间的感知（Johnson 等，2008）。

因为你永远不知道患者对你的出现会有何反应，所以最好选择坐在离出口最近的地方，以便你及时离开。其实，有时患者可能太激动，无法忍受和你坐在一起。因此，在第一次与患者见面时，你应该针对诊断性访谈采取全面防护措施，以确保患者、执业医师和工作人员的安全。如果在你见到患者之前工作人员已将其带进了访谈室，你应向工作人员询问患者的表现和情绪状态，以确定单独访谈是否安全，这是很有帮助的。虽然单独与患者进行访谈更利于保密，但是如果他情绪低落，你担心他的安全或你自己的安全，谨慎做法是在适当的专业协助下与他进行访谈。如果访谈时有人陪同，在与患者见面或访谈开始前，要向你的同伴解释此次会面的目的。

无论你是在有人陪同下还是独自接近对方，精心着装都有助于表示你对患者的尊重。同样，许多访谈人员会准备纸巾或提供一杯水，以防患者在访谈过程中流泪；向处于困境的人略施援手可以让人安心（Yager，1989）。

一旦你准备好开始访谈，你应该采用促进缔结治疗联盟的声明作为开场白。访谈人员可以简单地说，“我是 Chatterjee 医生。我看过你的病历，但想了解更多关于你的情况。怎么称呼你？”这一简短陈述传达了你的名字和你为访谈所做的准备。然后，也邀请患者根据自己的选择来做自我介绍。这种开场白同时表明，你已经为访谈做好了准备，但也意识到了自己了解的局限性。理想情况下，患者会对当前遇到的问题及其与过去经历的关系进行一个连贯且全面的描述。虽然这种理想状况很少发生，但你应该在开始诊断性访谈时花 2~3 分钟倾听患者自述，正如我在第 3 章“30 分钟诊断性访谈”中所讨论的那样。

如果你积极倾听，可以进一步推进治疗联盟的缔结，因为积极倾听传达了对患者和其关注点的尊重。倾听时，你应该采取一种中立但充满关怀的姿态来表达关注和关心，而不是对患者的叙述做出特定的解释。你的关注重点应放在患者及其健康状态上，而不是他对事件的解释。因此，你应该避免过早地急于做出判断或寻求解决方案，这两者似乎都是建立联盟的捷径，但往往会让你得到的解释无法被更多信息证实。

相反，你可以通过使用非语言暗示来建立联盟，例如，点头、面部表情、适当的眼神交流以及其他积极倾听的信号（Robertson，2005）。尽管表达同情是恰当的，特别是当患者告知引起他明显痛苦的事件时，但你不能因为想表达对接受访谈的患者的关注，而以“我对你的经历感同身受”这样的说法表示同情。相反，你可以通过面部表情及在适当时候给予患者安慰来表示同情——这既是识别需要帮助的人的认知行为，也是分担其痛苦的情感行为（Davies，2001）。如果某人表示担心自己“做错了”，请简短地安慰他，“你做得很好”（Morrison 和 Muñoz，2009）。在诊断性访谈中，你可以通过积极倾听并以礼貌、全面的对话方式来表达对患者的同情和关心。

通过文化和社会史背景缔结治疗联盟

治疗联盟也可以通过提问来建立。我将在第 3 章“30 分钟诊断性访谈”和第 6 章“DSM-5 诊断性访谈”中讨论 DSM-5 访谈的具体问题。而此时的重点在于考虑哪些问题可组成框架，使你能够了解访谈中会引出的精神病学体征和症状。这些框架问题在建立治疗联盟的同时生成临床信息。要建立联盟，你必须关注患者的健康，而不仅仅是关注他坚持治疗的方式（Weiden，2007），或者他的症状和行为是否符合特定精神障碍的标准。在诊断性访谈中，你可以直接表达对患者健康的担忧，比如说“我希望你没事”。但是，以一种有助于更好地理解患者的方式表达关心特别有帮助。做到这一点可以有很多方法，在此我回顾了其中两种。第一，可以通过询问患者的患病体验来建立联盟。第二，可以通过询问患者的简要社会经历背景来建立联盟。无论哪种方法，将他视为患者之前，首先将其视为一个人。

精神病学家和人类学家 Arthur Kleinman 在职业生涯中一直在思考不同文化背景的人在患病期间会面会出现什么情况。他发现医生经常假设他们知道疾病对患者的意义。当 Kleinman 及其同事询问而不是假设疾病的意义时，他们听到了一些与期望截然不同的东西。基于这些发现，Kleinman 鼓励医生像人类学家一样，用这 10 个问题询问疾病对患者而言意味着什么（改编自 Kleinman 等，1978）。

1. 你认为造成问题的原因是什么？
2. 有什么征兆吗？什么时候发现的？
3. 疾病对你有什么影响？
4. 疾病影响的机制是什么？
5. 你的病有多严重？
6. 这种疾病是短期还是长期的？
7. 你认为你应该接受什么样的治疗？
8. 治疗后，你最希望得到什么结果？
9. 疾病给你带来了哪些主要问题？
10. 你最担忧的是什么？

通过询问这些问题，你可以了解到一个人如何理解其精神痛苦以及对疾病的文化描述。此外，通过表现出对你面前的患者及其特定文化的好奇和谦逊，你也建立了治疗联盟。DSM-5 的作者通过纳入两种文化评估工具（文化概念化大纲和文化概念化访谈），含蓄地认可了这种方法（后者将在第 4 章“维度冒险”和第 11 章“选定的 DSM-5

评估措施”中进一步讨论）。

如果你觉得这种方法显得过于复杂，笔者的一位老师 Joel Yager 建议提出 4 个简单的社会经历背景问题。

1. 你住哪儿？
2. 你和谁住在一起？
3. 你每天是如何度过的？
4. 你的生活来源是什么？

这 4 个简单的问题能够让你在收集社会背景数据的同时，含蓄地评估患者的社会心理功能。这些中立、开放的问题能够让你了解患者的物质、社会、经济和公共生活。这些问题可为你在后续工作中引出患者症状提供背景，同时通过先与其个人身份而非患者身份含蓄地相谈来建立联盟。

通过角色关系缔结治疗联盟

当你倾听患者自述时，通常会听到他在说什么，并且根据经验判断其说话的方式。你最终应该确定他交谈的对象是谁。在任何谈话中，人们都会不自觉地设定角色关系。在临床会谈中，患者可能会把你当成慈爱的父母、残忍的同龄人或者冷漠的同伴。有经验的治疗师能很快确定患者是如何对他信任和不信任的人进行概念化的。在良好的治疗联盟中，你会根据患者的需求调整访谈内容。

这是一项复杂技能，需要通过超出本书范围的实践来学习。这方面的最佳案例可以参考 Otto Kernberg（1984）的经典著作 *Severe Personality Disorders*（《严重的人格障碍》）。整本书，尤其是前两章，对任何有兴趣了解如何在诊断性访谈中理解角色关系的人来说很有帮助。如要借鉴 Kernberg 的著作，建议你与患者面谈时，默默地问自己以下问题。

• 这位患者在和谁交谈？

- 这位患者对我的感受如何？
- 这位患者是怎么描述自己的？
- 这位患者如何描述他的母亲、父亲、兄弟姐妹、以前的治疗师或其他重要看护人的个性及其与他们的关系？

学习思考患者是如何看待他人的，可以有效地增进你对患者的理解。这种反思也强化了此治疗联盟。即使在诊断性访谈中，你也可以培养这种习惯——为他人考虑以及与他人一同思考。

结论

我们的重要目标是将 DSM-5 作为全面诊断性访谈的一部分，而不仅仅是一份检查表。人们往往不会通过寻求帮助来确定其精神痛苦是否符合诊断标准。诊断性访谈的核心不是对精神症状的评估，而是形成一个治疗联盟，这涉及学会与患者一起思考。在治疗联盟中，你与患者共同努力，以减轻其痛苦，并增加其自主感。在有效的诊断性访谈中，你会进行基本的心理治疗，向意志消沉的患者灌输希望，并给予支持。你可以采取许多实际步骤来缔结治疗联盟，包括使用人类学家、社会历史学家或精神分析学家的基本技巧。

第3章

30分钟诊断性访谈

如果你效率高且富有同情心，可以在30分钟内引出精神疾病患者的基本精神症状和人格特质。要做到这一点，你必须加以练习。

最近，住院医师在准备精神医学执业认证考试所需的口试时培养了这种技能。培训结束时，一名精神病学住院医师参加了一系列模拟考试，用30分钟评估一个从未见过的人。一位资深精神科医生默默地在一旁观察评价。起初，该住院医师在这一过程中有些焦虑不安，担心这位资深精神科医生的想法。但是，在完成了几次考试后，她变得不那么焦虑，对自己的面试技巧也更有信心了。

在模拟考试期间，住院医师磨炼了她的访谈技巧，为参加口试做好了充分准备。当她去遥远的城市与一位陌生人面谈，两个她从未见过的资深精神科医生在一旁默默地评估她的能力时，她已经做好了准备。口试委员会帮助年轻的精神科医生改掉了一种坏习惯，即精神科医生根据在第一次会面前看过的病历便认为能完全了解患者的情况。这个过程通过规定执业医师在初诊时必须有效地让患者参与进来，提高了他们的访谈技巧。

尽管口试已经被取代（见第10章“美国精神病学和神经病学委员会临床技能评估”），住院医师和其他访谈人员仍然需要学习有组织的精神病学检查方法。准备口试时，我阅读了一些有关访谈的书籍（Carlat，2005；MacKinnon等，2006；Morrison和Muñoz，2009；Shea，1998；Sullivan，1954；Zimmerman，1994），并将书中建议改编成了一个30分钟诊断检查大纲。按照大纲我练习了30次，直到它形成习惯。同时，我利用习得的技巧通过了考试。

从那以后，我向住院医师和学生传授了这种诊断检查方式，并在解释说明 DSM-5 的过程中对其进行了修改。本章下一节提供的大纲是有时间限制的，包含通用指南和用楷体突出的问题提示。使用大纲时，一定要避免像机器人一样，只在预定时间问筛选的问题，而不顾面前患者的情绪。例如，如果你这样问患者："我听说你有自杀倾向，你能把'world'这个单词反过来拼写吗？"，表明你更注重想要获取的信息，而不是面前的患者。相反，你应根据患者的表现，为他量身定制诊断检查。一位相对而言有条理的患者可以提供简明的病史，你只需把它理清，而有躁狂发作或精神病学体征的患者可能毫无条理，使你不得不调整访谈开展形式。要做到访谈时量身定制，就必须学会如何安排访谈内容。在形成自己的访谈风格时，先按照正式模板练习，直到它成为一种习惯，会有所帮助。我推荐选取有时间限制的模板来练习。30 分钟诊断性访谈起初似乎是强制性的，但逐渐地，它便会为对话访谈奠定基础。

30 分钟诊断性访谈大纲

下面的访谈大纲包括一些标题，这些标题指出了为下一部分访谈分配的时间（黑体）、给访谈人员的指示（加粗字体）以及访谈人员要问的问题（楷体）。

第 1 分钟

向对方做自我介绍。询问对方怎么称呼。设定预期的会面时间以及完成目标。然后询问患者，*你为什么要接受精神障碍治疗？*

第 2~4 分钟

倾听。一个人不间断地讲话能够显示其精神状态，引导你进行病史询问，并促进缔结治疗联盟。虽然你可能想打断陈述或开始提问，但有了经验后你会发现：不打断对方比让对方回答你的问题会让你获得更多关于她的信息。根据疾病性质，有些人可能无法在此时间段内一直不停地自发讲话；他们不能这样做也揭示了与其精神状态和痛苦相关的宝贵信息。如果患者未能自发地说话，你可以对其进行提示，并进入了解其现病史的环节。

第 5~12 分钟

了解现病史。你的问题应遵循 DSM-5 标准，如第 6 章“DSM-5 诊断性访谈”和第 7 章“DSM-5 精简版”所述。此外，你应该关注最近发生的变化——采用“为什么现在……？”的提问方式。在提问过程中，寻求对诱因事件的理解：患者目前的痛苦是什么时候开始的？她最后一次情绪状态良好是什么时候？她能识别出任何诱发、维持或缓解因素吗？她的思想和行为是如何影响其社会心理功能的？她如何看待自己目前的功能水平，且与几天、几周或几个月前有什么不同？

了解既往精神疾病病史。第一次发现症状是什么时候？第一次寻求治疗是什么时候？是否完全康复过？是否有住院史？住过多少次院？每次住院的原因是什么？住了多久？你接受过门诊精神健康治疗吗？你服用过治疗精神疾病的药物吗？哪些药物帮助最大？药物治疗对你有什么副作用吗？停止先前药物治疗的原因是什么？你服用每种药物多长时间了，多久服用一次？你知道目前每天服用药物的名称、频率和剂量吗，药物中是否包括非处方药和草药？你接受过注射药物治疗或电休克疗法吗？

安全。学生和住院医师可能对问这些问题感到不舒服，且可能担心自己会让对方心烦甚至让他们产生一些伤害自己或他人的想法。这些害怕在很大程度上是没有根据的。通过实践，你会发现这些问题更容易被问出来。对未来行为的一大预测因素是过去的行为，记住这一点很重要。所以，要进行全面的风险评估，就需要询问患者过去对自己和他人的暴力事件。你有没有经常想伤害自己？你是否曾经试图杀死自己？你做过多少尝试？做了什么？在进行这些尝试以后，你接受了哪些治疗或精神疾病治疗？当你非常沮丧时，是否多次通过口头或肢体威胁来伤害他人、动物或财物，甚至付诸实践？你是否攻击过人或动物、破坏过财产、欺骗过别人或者偷过东西？

第13~17分钟

系统回顾。精神病学系统回顾是对常见精神病学症状的简要概述，这些症状在现病史中可能并未出现过。如果患者对这些问题给出了肯定的回答，你应该使用DSM-5标准进一步探索，如第6章所述。

情绪。你是否感到难过、忧郁、心情低落、抑郁或易怒？你是否对过去感兴趣的事物失去兴趣或从其中获得的乐趣减少？是否多次出现以下情况并至少持续数日，当你感到非常愉悦或开心，当你体会到与抑郁相反的感受，并且这与你平常的感受大为不同？（见第6章“抑郁障碍”或“双相及相关障碍”。）

精神异常。你是否看到其他人没看到的景象或其他事物？你是否听到其他人没有听到的噪声、响动或说话声？你是否曾感到好像有人在跟踪你或试图以某种方式伤害你？你是否曾感觉自己拥有特殊力量，比如可以读取他人的思想？你是否曾收听广播或看电视，感觉节目讨论的就是你？（见第6章“精神分裂症谱系及其他精神病性障碍”。）

焦虑。在过去数月中，你是否常常担心生活中的很多事情？你是否很难控制或停止自己的担忧？是否存在让你非常焦虑或伤心的特定对象、地点或社会环境？惊恐发作是一种突如其来的极度恐惧，这种恐惧或焦虑是由于忧郁或者是无缘无故地突然出现，或者是在你预料之外的情况下出现。你是否经历反复发作的惊恐发作？（见第6章“焦虑障碍”。）

强迫症和强迫行为。你是否经常体验到不想要的画面、想法或冲动？为了避免或减少与这些不想要的画面、想法或冲动相关的痛苦，你是否觉得自己必须采取实际行动？（见第6章“强迫及相关障碍”。）

创伤。你遇到过最糟糕的事情是什么？你是否曾经历或目睹过一起事件，在其中受到严重伤害或生命受到威胁，或者你认为自己将要受到严重伤害或将身陷危险？我将要问你一个非常隐私的问题，如果你不方便回答，请告诉我。你是否曾遭受身体虐待、情感虐待或性虐待？（见第6章“创伤及应激相关障碍”。）

分离症状。每个人都会有忘记事情的时候，但是你是否曾经失去一段时间的记忆，忘记关于自己的重要细节，或者发现你参加过但无法回忆起的事件的证据？你是否曾感到自己熟悉的人或地点不真实，或觉得脱离了身体，就像站在自己身体的外面或在看着自己一样？（见第6章“分离障碍”。）

对身体健康的担心。你是否比大多数人都关心自己的身体健康？你是否比大多数人多病？（见第6章“躯体症状及相关障碍”。）

进食及喂食。你如何看待自己的外形？你是否严重限食或避免食用特定食物，以致对你的健康或体重造成不利影响？（见第6章“喂食及进食障碍”。）

睡眠。你是否常常睡眠不足或睡眠质量不佳？或者，你是否经常嗜睡？你是否经常经历无法抗拒的睡眠需求或者突然陷入沉睡？你或者与你共睡之人是否注意到你在睡眠之中存在任何不寻常的行为？你或者与你共睡之人是否注意到你在睡眠时存在呼吸暂停或喘息？（见第6章“睡眠-觉醒障碍”。）

物质相关障碍及其他成瘾。你多长时间饮一次酒？在平常你至少要喝一杯时，究竟会喝多少？饮酒是否对你造成任何问题？戒酒后，你是否有戒断反应？接下来问违禁药品和处方药；从以下问题开始：你是否曾尝试过成瘾药品？在询问关于成瘾药品的事项之后，请询问：你是否以妨碍生活的方式进行打赌、下注或赌博？（见第6章“物质相关及成瘾障碍”。）

人格。当有人回顾自己的生活时，他们可以识别出从其年轻时开始出现并在之后的许多个人和社会情景中出现的模式——有特点的想法、情绪和行动。思考自己的生活，你是否能识别出能对你造成严重问题的模式，包括与你的朋友或家人相关的，工作上的，或是其他情景下的模式？（见第6章“人格障碍”。）

排泄。你是否屡次将尿液或粪便排到自己的衣物、床、地面或其他不适当的地点？（见第6章“排泄障碍”。）

第18~23分钟

既往病史。你是否有任何慢性疾病？这些疾病是否影响你的情绪？你是否曾接受手术？你是否经历过突然发病或头部遭受重创以致失去知觉？你是否服用过任何药物来治疗疾病？你是否定期服用过营养补充剂、维生素、非处方药或草药？

过敏。你是否对某些药物过敏？你是否能描述自己的过敏症状？

家族史。你是否有任何亲戚有过神经紧张、神经衰弱、抑郁、躁狂、精神错乱、精神分裂症、酗酒或滥用药物所引起的问题？或者试图自杀过或需要住院治疗？

发育史。你是否知道自己的母亲在怀孕或分娩时有过任何困难？你小时候是什么样子？你在幼儿时是否有过某些问题？你何时进入青春期？感觉如何？

社会史。你在幼儿时是否有任何行为问题或学习问题？在你开始上学后，由于自己的行为问题或学习问题，是否与同学之间存在社交困难或无法跟上大家的学业进度？你做到了什么程度？在你的童年，有谁在你的家里住过？宗教信仰是否是你成长的一部分？现在呢？你的生活来源是什么？你以前如何养活自己？在从事过的工作中，你干过的最长的一份工作有多久？在过去5年中，你做过什么工作？你是否参过军？你服役多长时间？达到了什么级别？你的退役情况？你是否受到过逮捕？坐过牢？被囚禁？你想要做什么？你如何在网上度过自己的时间？你喜欢自己的哪些特质？你的朋友喜欢你的哪些特质？你是否有知心好友？你是否性活跃？是否有任何特别的冲动、幻想或行为让你反复感到强烈的性唤起？你对性爱的兴趣是否比平时降低，或有性功能困难？你是否对自己的性别感到不满意？在你目前的关系之中，你是否感到安全？你是否已婚或曾经结过婚？你是否有过小孩？目前谁在陪伴小孩？

第 24~28 分钟

精神状态检查（mental status examination，MSE）。你应该已经看过或取得患者的大多数资料。详见第 9 章，“精神状态检查：精神病学术语”，获取更详细的 MSE 版本，其中包括下列内容。

- 外形
- 行为
- 言语
- 情绪
- 情感
- 思维过程
- 思想内容
- 认知与智力资源
- 自知力 / 判断力：你有什么问题？你是否有什么不舒服？你的未来计划是什么？

简易精神状态检查（mini mental status examination，MMSE）。很显然，有应激问题的人有时在集中注意力或记忆上存在困难。你是否有这方面的问题？帮助医生与你一起了解你可能在多大程度上遇到这些类型的困难。MMSE 包含以下项目：名字、日期和时间、地点、即时回忆、注意力和计算力（从 100 开始依次减去 7，倒着拼写“world”一词）、延迟回忆、一般信息（总统、州长、五大城市）、抽象、谚语、命名、背诵、三阶段命令、阅读、复制和写作。

第 29~30 分钟

询问任何后续问题。感谢患者抽出时间。如果合适，则开始讨论诊断和治疗。

考虑询问下列问题：*我询问的问题是否提出了你的主要担心和问题？我是否遗漏了任何重要信息或应该了解的内容，而这些内容能让我更好地理解你的困难？*

展示 30 分钟诊断性访谈

如果按照习惯你能在 30 分钟内组织完成这项检查，且可以针对每位患者调整顺序或步骤，这会较易于展示你的发现。不同于通常需要预先组织的诊断性访谈，在做展示时你可以使用在其他内容中学习过（或应该学习过）的组织形式。然而，现实情况是，正式的展示很少出现在教学活动之外。

那为什么现在要学习展示诊断性访谈？首先，如果你是一名实习生，你必须通过正式展示对一名患者的访谈以获得委员会的认证，如第 10 章所述。其次，当你描述和展示你对患者精神痛苦的解读时，你可以厘清自己的想法，这种清晰感会改善你的治疗计划，并让你的书面记录对患者和其他医生更具吸引力。当你成功展示对一名患者的访谈后，你就简洁地传达了自己有多么理解她，并表达了她的独特优缺点。你还展示了组织自己面谈所得的能力。为提升这两项技能，扼要回顾下列有关展示诊断性访谈的信息将有所帮助。

在开始前，集中你的思想，问问自己，是否能从访谈中找出叙事核心。这通常是可行的，因为如果获得你的允许，大多数患者都会像讲故事一样展示自己的痛苦（Little，2005）。如果仔细倾听，你会听到这些故事中的模式；常见叙述包括经历危险后的痛苦、慢性疾病造成的进行性衰弱、在应激情境下的复发或治疗中断、与病史中以前疾病发作相一致的人际问题，以及造成痛苦行为模式的发展。临床医学可以被看作是通过模式识别来解决实践问题的一种方法（Hunter，2005）。如果叙述从患者访谈中自然流出，则围绕该叙述组织你的展示内容，因为它将帮助你记住自己的发现并对你的听众更有吸引力。但是，你的展示始终要同时包含支持和否定该叙述的证据。

在你讲述时，要将患者作为一个故事呈现出来。以患者的名字、年龄、性别、主诉（最好有患者的描述性引述）来介绍她。接下来讲述患者的现病史。讲述根据 DSM-5 标准进行组织，包括来自精神病学系统回顾的相关信息。展示的中间部分应简要直白——既往精神疾病病史、既往病史、家族史、发育史以及社会史——但应该被自然连接到展示内容的叙事核心。在展示的最后部分，你要解读访谈，描述患者的精神状态检查，并随之说出你的鉴别诊断、评估、计划。如第 8 章“逐步鉴别诊断方法”中讨论的，鉴别诊断应该包括对患者人格结构的考虑，包括缺陷和优点、物质使用、认知能力或缺陷，以及其他可以模仿、改变或使治疗复杂化的医学诊断。你应该始终认识到对间接观察、横断面观察和系列检查的需求，以及你所能获得的病史的限制。要确保内容包括了发病诱因的生物、社会和心理因素，当前的社会心理应激源，以及你计划中所特有的应对措施。

最后，为综合检查、治疗方案以及预后情况做好准备。要完成这一工作，方法之一是采用倒金字塔式的做法，在一开始时就先解决最迫切的问题。

第一，讨论一切获得和保持安全性的必要步骤。这些内容应该包括治疗的地点、患者的法律地位以及其观察水平。在任何展示中，安全性都要优先于所有其他的问题。

第二，说明患者的身体健康如何影响她的治疗。根据不同的环境，你可能会建议进行完整或重点的身体检查、实验室或影像学检查、转诊或咨询其他专业人员，或者给予营养或其他治疗方法。重点关注影响患者精神健康的条件。

第三，提出明示的精神障碍治疗措施，包括心理教育、测试、治疗性干预以及药物治疗。尽你所能，讨论患者过去对药物的反应；药物的费用；已知的禁忌证和相互作用，以及任何的滥用可能性；剂量和剂量调整；副作用及你对副作用的解决方法；目标血药浓度；给药安排；哪些药最宜短期或是长期使用；治疗的文化和法律后果。同样，针对任何你推荐的精神疗法，描述其治疗性问题、推荐的精神疗法类型、治疗的可获得性和可负担性、治疗的目标以及患者的动力。

第四，解决患者的社会及文化需求。讨论她的优势、生活状况、重要人际关系、就业情况和社区支持，康复服务的可能性，以及可依靠的亲属。如果担心其亲属的安全，你应该在计划的第一部分（关于安全）解决这个问题。

第五，评估患者与症状、治疗反应、共病医疗诊断、疾病持续时间、以前的治疗反应、治疗依从性、治疗的可获得性和可负担性、可用的社会支持系统和最高功能水平有关的预后。

当你展示自己的发现时，请适当自我批判。承认你在访谈中出现的任何差异或错误。承认你对间接观察、横断面观察的需求。解释你做出的调整扣减。尽管 DSM-5 系统相对更关注症状而不是体征，但是你应该将患者的体征整合到其症状中，并注意体征和症状之间的任何分离。然而，要努力做到简明。在不打断自己的情况下陈述整个案例，但要做好考官打断你的准备。你的目标应是在展示访谈过的患者的同时，向听众展示你对一个人经历精神痛苦的看法。

结论

当你进行诊断性访谈时，应该主动倾听。不论患者有多么心烦意乱或沮丧，你都应该试着给她几分钟时间陈述她自己的想法。在她讲述时，倾听她陈述的内容和形式。她在说什么？她是怎么说的？她没有说什么？她的陈述如何匹配她的外表？总结并厘清她的担心，然后根据需要组织测试，调整访谈的结构和语言，以适应该患者的需要。

询问清楚简明的问题。如果患者回答模糊，则力求精确。如果还是模糊，则要探究原因。不要强硬要求变更访谈主题，而要使用过渡语句，如“我想我理解了，但那个问题呢？”创建问题库会很有帮助，这正是我建议使用这种结构化的访谈直到成为一种习惯的原因。然后，你可以使用这些问题来形成一种访谈的交流风格。在访谈中，患者会讲述她的故事，你会与她结成治疗同盟；你能深入了解她的思维过程，然后收集需要的临床数据以做出准确的诊断。当你这样做后，通过让陌生人更加熟悉，你会减少患者的疏远感。

第4章

维度冒险

你是否遇到经历过惊恐发作的有重性抑郁障碍的患者？我每周都会遇到这类人，但是在 DSM-Ⅳ-TR（美国精神医学学会，2000）中，惊恐发作并不是重性抑郁障碍诊断标准的一部分，尽管有抑郁障碍的人常常寻求临床帮助解决惊恐问题。使用 DSM-Ⅳ（或 DSM-Ⅳ-TR），你要么会无视他们的惊恐，要么会诊断为其他的障碍。

你是否曾努力通过患者的精神分裂症情况判定其受损程度？一些患有精神分裂症的人有严重残疾，一些人则为高功能状态，而大多数精神分裂症患者都介于两者之间的状态。在 DSM-Ⅳ中，你可以描述精神分裂症患者的纵向病程，但说明只能让你描述症状是否存在。DSM-Ⅳ并未提供一种很好的方式来描述存在何种症状以及这些症状的严重程度如何。

你是否遇到过有焦虑障碍的青少年，但不确定如何有效地断定其焦虑是否为病理性的？使用 DSM-Ⅳ，你当然可以评估某位特定青少年是否符合标准，但没有用于治疗大多数焦虑青少年的普遍医疗实践的筛查工具。

DSM-5 通过引入“维度”解决了这里的全部 3 个问题，维度被用于测量精神症状。在 DSM-5 中，这些维度以 3 种方式被用于测量症状。

第一，维度提供了一种确认精神症状的方法，这些症状不是患者原发性精神障碍诊断标准的一部分。例如，如果你在治疗一名患有重性抑郁障碍的患者，该患者也经历惊恐发作，那么你可以加入惊恐发作作为一个诊断说明。

第二，维度可以让精神病学家测量症状的大小。例如，DSM-5 包含临床医生测查精神症状的严重程度，其中包含 8 个领域，按 5 分值量表对其严重程度进行评级，而不是只说明症状存在与否（见第 11 章“选定的 DSM-5 评估措施”）。

第三，维度提供了一种用于普通临床群体的精神障碍筛查方式。例如，在评估一位青少年之前，儿科医生可以要求患者完成 DSM-5 1 级横断面症状评估自评量表。该评估量表列在 DSM-5（第三部分），也可浏览网址 www.psychiatry.org/dsm5。在第 11 章，“选定的 DSM-5 评估措施”中对其进行了简要的讨论。如果儿科医生对青少年进行了结果检查，并且怀疑其患有广泛性焦虑障碍，儿科医生则可将该青少年介绍给儿童和青少年精神科医生。该医生可以要求患者完成针对青少年的焦虑障碍评估工具，即 PROMIS 情感抑郁 – 焦虑（PROMIS Emotional Distress-Anxiety）（可浏览网址 www.psychiatry.org/dsm5），该工具可以评估患者经历焦虑症状的频率。之后，儿童和青少年精神科医生可以要求患者在每次见面前完成 PROMIS 情感抑郁 – 焦虑评估，这样访谈人员可以记录患者的进程。

根据 DSM-5 的编者所言，维度的引入是他们最重要的进步（Regier，2007）。为什么？有见解的批评家此前指出，DSM 诊断系统不总是能区分正常情况与病理性情况，或区分一种精神障碍与另一种精神障碍（Kendell 和 Jablensky，2003）。DSM-5 的编者通过将维度纳入其诊断系统解决了这些担心。

把视线转回上面的例子。

遇到患有重性抑郁障碍的惊恐发作患者的情况，维度的使用让你能够在不增加额外诊断的情况下鉴定出他的问题。这可以将经历惊恐问题的抑郁障碍患者与同时患有恐怖症和重性抑郁障碍的患者区分开来。

针对患有精神分裂症的患者，维度的使用让临床医生可以评估患者疾病的严重程度，从而能更好地辨别正常状态和病理性状态，并记录他的进程。在如 DSM-Ⅳ这样的严格分类系统中，临床医生只确定患者是否存在精神障碍。通过加入维度，临床医生可以对疾病的严重程度进行评估和对与患者最有关系的特定症状进行评估，而不是简单地宣布患者有或没有精神障碍。

对于焦虑的青少年，维度的使用带来了筛查工具，这些工具为初级护理提供者和精神健康执业医师的诊断医疗设备提供了补充。

维度的使用如何影响诊断检查？第一点是，你必须筛选广泛范围的精神病理学信息，因为你不能测量自己没有评估过的东西。第二点是，你可以记录自己得出的症状并测量其严重程度。然而，你需要记住，维度可以补充但不会替代早期 DSM 版本中创建的分类，这会在本章剩余部分中展示，该部分内容讨论了一些维度在 DSM-5 中受到使用（和未被使用）的方式。

严重程度评估

DSM-5 提供了许多精神障碍的严重程度评估量表。大多数这些量表都专用于某一特定精神障碍，并且许多都包含叙述性描述来指示特定精神障碍的严重程度（轻度、中度或严重）。对于许多障碍诊断，比如酒精使用障碍，其严重程度视患者认可的标准数量而定。在其他情况下，严重程度根据患者需要帮助的程度来测量，如孤独症谱系障碍。在适用情况下，严重程度评估是指对患者精神状态检查以外的特定测量。例如，你通过描述患者的体重指数来评估其神经性厌食的严重程度。简而言之，各种严重程度量表旨在帮助你超越诊断分类，以专注于你正在评估的特定患者。

或许在这些工具中最具开创性的就是人格功能量表。本工具在第 5 章“DSM-5 的主要变化”和第 12 章“人格障碍的维度诊断”中进行了讨论。但在此，笔者想说，它允许你评估许多人格特质，这样你可以去进行区分，例如区分由反社会型人格障碍患者所表现出的对抗性和由自恋型人格障碍患者所表现出的对抗性。有意思的是，它还首次有效地在 DSM-5 中提供了对精神健康的定义——在自我和人际量表中均为 0 级（损害小或无损害）表示精神是健康的。

人格功能量表是提议的人格障碍概念重建的一部分。在第 5 章中讨论的这一概念重建能让访谈人员用显著的特征确定患者的人格特质。尽管 DSM-5 的作者最终暂不采用有利于人格障碍常见分类标准的提议，但他们对自己纳入 DSM-5 中“新出现的量表和模型”的提议予以高度评价。正如本节所指示的，如果你用第 12 章中描述的模型训练你自己，那么你就会领会到一个全维度诊断系统的工作方式。目前，DSM-5 采用一个更加谨慎的方式使用维度。

筛查工具

大多数人会首先从熟人那里寻求帮助，以解决精神痛苦。在医学领域，这位熟人通常是一名医生、护士或其他专业人员，他们通常没有接受过专门的精神健康培训。事实上，大多数的精神健康护理都确实发生在初级护理提供人员的办公室中。

为了弥补这些护理提供者所接受的精神健康培训与他们提供的精神健康护理之间的差距，DSM-5 提供了用于初级护理或精神健康环境下的维度筛查工具。这些简单、易读的纸质工具可以在患者或熟悉患者的人进行门诊谈话之前填写完成。每个工具都有关于最近症状的一系列简答问题（例如，“你是否感到比平常更加恼怒、不满、愤怒？”），这些筛查问题为主要诊断评估核心症状。对于每个症状陈述，患者都将通过一个 5 分值量表来评定该症状对其造成的困扰程度：无（1）、轻微（2）、轻度（3）、中度（4）或严重（5）。每个工具都被设计成能够简单地评估。如果患者报告了任何领域的临床显著问题，则你应该考虑采用一个更加详细的评估工具，这些工具可从 www.psychiatry.org/dsm5 获取。

如本例所示，DSM-5 包含筛查工具和维度评估的层次结构。初步评估，即 1 级横断面症状评估量表，是上一段中所描述的筛查工具，由希望进行评估的人在初步评价之前完成，或者由孩子的父母或监护人完成。成人版包括 23 个问题，评估 13 个领域的精神症状。儿童版包括 25 个问题，评估 12 个领域的精神症状。对于大多数但不是所有做过 1 级横断面症状评估量表筛选的症状领域，有单独的 2 级横断面症状评估量表用于特定的担心方面（如焦虑）。当使用 1 级和 2 级评估量表后，它们会帮助访谈人员确定和解决患者呈现出来的问题。

当一个人作为一名患者进入治疗后，你如何测量他的反应以及康复进程？DSM-5 要求你在患者的第一次评估中使用 2 级横断面症状评估量表的部分问题，这样你就可以建立患者的基准。它还要求你之后定期再看该评估的内容以评估患者的进程。这些措施会评估患者的症状跨过诊断分类的维度（而不是诊断）。这些评估让你可以做一些事情。例如，除了跟踪精神分裂症患者的精神病性症状外，让你还可以跟踪其抑郁症状。对这些横断面评估的系统性使用将警示你患者的重大症状学变化，将为治疗计划提供可测量的结果。且总的来说，这可能为研究人员针对当前诊断系统中的缺陷提出警示。

文化评估

同样地，DSM-5 重申要关注精神痛苦的文化特殊性。正如笔者在第 1 章“诊断性访谈简介”中所讨论的那样，精神痛苦、疾病和病症都深受文化力量的影响。如第 2 章“诊断性访谈期间缔结治疗联盟”的建议，在收集相关信息时询问患者对疾病和健康的文化理解，是创建治疗联盟的一种有效途径。此外，进行文化评估还可以对诊断进行个体化，这可以增加诊断的准确性（Bäärnhielm 和 Rosso，2009）。在 DSM-5 第三部分“文化构想”中，作者讨论了文化综合征、有关痛苦的文化习语，以及患者受感知原因的文化解释。

为了在诊断性访谈中使用这一文化信息，首先定义这些术语将会很有帮助。*文化综合征*是特定文化或社区的一组成群的精神症状。该综合征可能会也可能不会被社区成员或观察者认定为是一种疾病。一个典型的示例就是*应激性神经症发作*（ataque de nervios），这是一种以突然性强烈惊恐发作为特征的精神痛苦综合征，其间通常在胸部感到发热，可能造成攻击性行为或自杀性行为（Lewis-Fernández 等，2010）。此综合征通常与拉丁裔社区中的家庭痛苦有关（Lizardi 等，2009）。有关痛苦的文化习语如应激性神经症发作（ataque de nervios）是一种讨论特定社区成员所共有的精神痛苦或苦难的方式。最后，患者受感知原因的文化解释提供了一种解释模型，解释患者精神痛苦或疾病的发生原因（美国精神医学学会，2013）。

文化概念化访谈（cultural formulation interview，CFI）是一种结构化工具，它对 DSM-5 进行了更新，以评估在一位患者的痛苦经历中文化所造成的影响。CFI 可以在诊断性访谈中的任何时候使用，但是 DSM-5 的作者建议在访谈期间当患者处于空闲状态时，当你难以做出诊断时，或者当你努力评估诊断的维度严重程度时使用（美国精神医学学会，2013）。尽管对 CFI 的使用研究主要是在移民者社区进行（Martínez，2009），但你不应将它的用途局限于你认为患者与你自己存在文化差异的情况。你可以在任何情景下有效地使用 CFI，因为“文化”解释了为什么人们生病和人们康复不只是发生在移民者社区，而是发生在所有的社区。一个你认为对疾病和健康的文化解释与你拥有相同观点的人，对于为什么人们会生病和好转常常都有着非常不同的理解。此外，CFI 是 DSM-5 中最以患者为中心的部分，使用它可以详细说明诊断过程。CFI 不是一个有关症状的评级系统，而是一系列帮助你评估患者如何理解他的痛苦、病因、治疗以及预后的提示。笔者在本书第 11 章中纳入了一个 CFI 的可操作版本，但其他信息则可在 DSM-5 手册之中找到。浏览网址 www.psychiatry.org/ dsm5，你可以发现 CFI 的其他版本以及补充模块。

结论

通过引入维度，DSM-5 的作者试图增加当前诊断的准确性，以减少每位患者的诊断数量。同时，他们希望维度的临床应用可以识别出在严格的分类诊断系统（如 DSM-Ⅳ）中区分开来的疾病之间的关系。例如，虽然我们知道重性抑郁障碍和酒精使用障碍存在关联，但对这一关联的确切性质却尚不明确。回到本章开始时的情景，谨慎地使用维度或可帮助识别出一类人（他们的抑郁以此前未知的方式与他们的惊恐相关联）。以这种方式，维度诊断系统可以通过识别未知的联系或解释尚未理解的联系来促进研究。

在 DSM-5 出现之前，它的作者坚持认为维度是 DSM-5 的明显进步，而批评家们则将维度的引入描述为 DSM-5 的主要缺陷。批评家们指出，维度鼓励访谈人员去测量而不是去说明症状。他们认为，维度方法对研究人员比对临床医生更有用（Phillips 等，2012c）。

作为妥协，DSM-5 的作者最终选择以一种微妙的方式引入维度工具，将其主要用于筛查工具和评估系统。他们试用过但没有采用人格障碍的维度方法。然而，他们坚持认为维度工具仍然是精神疾病诊断的未来。如果你去看第 13 章“替代诊断系统和评估量表”，就确实可以了解到维度的概念有来自精神分析学家和神经科学家的支持。目前，临床医生将最终根据自己对维度工具的使用范围和在临床实践中的应用程度来决定 DSM-5 的维度工具的影响。

第5章

DSM-5的主要变化

DSM-5是连接当前诊断系统（基于症状分类）和未来诊断系统（基于特定的、彼此联结的大脑回路中的障碍）的桥梁（Kupfer和Regier，2011）。正如第4章“维度冒险”中所讨论的，维度是这一桥梁的关键支撑，但访谈人员还需要了解DSM-5中的其他变化。DSM-5的作者完善了所有已纳入诊断的诊断标准，并改变了诊断的展示。在本章中，笔者会通过说明涉及4个常见诊断的案例来评论这些DSM-5中的变化如何改变诊断性访谈。在本章的最后部分，笔者讨论了多轴评估系统的结束部分并描述了DSM-5如何在诊断分类方面更新了对发育过程的关注。

重性抑郁障碍

Ruth是一名56岁的教师，无既往精神病史。她报告说，3周以来，她一直在听到她已故丈夫的声音，说他想念她。她的丈夫死于心脏病发作，当时他们正在参加3个孩子中的一人的婚礼。Ruth和她的丈夫享受着一段亲密的关系，他们一直期待着在那一年晚些时候的二人30周年纪念庆祝。尽管她的丈夫有高胆固醇和高血压，但Ruth还是对他的死亡感到惊讶，并责怪自己“本应该知道这种事并拯救他”。她对丈夫的死亡感到内疚，尤其是在夜间，这时她有超过一两个小时的时间无法入睡。她否认有自杀的想法，但却经常思考自己是否还值得活下去。她描述自己心情低落，反映自己无力，看起来很疲劳。她承认自己食欲下降，而当被问到是否有体重下降时则给予了否定的回答。她说自己一直在照顾悲伤的家人，并于上周毫无困难地回到了工作岗位，但对工作感到没有兴趣。Ruth 否认以前有过任何的抑郁、轻躁狂发作、躁狂发作史，且她只在社交场合饮酒。

比较 DSM-Ⅳ（DSM-Ⅳ-TR）与 DSM-5，重性抑郁障碍的主要标准并未发生实质性改变。对一个发作事件的定义仍然是通过在相同的 2 周内，存在以下的 5 种或以上症状：抑郁的情绪、快感缺失、体重显著下降或增加、失眠或嗜睡、精神运动性激动或迟滞、疲劳或精力不足、无价值感或过度内疚感、注意力下降，以及反复出现的死亡或自杀想法。与 DSM-Ⅳ中相同，在 DSM-5 中，一个发作事件必须包含抑郁情绪或快感缺失，造成显著的痛苦，且不是通过物质使用或另一种健康状况而引发。

那么不同之处是什么？Ruth 的情况介绍展示了两处重要的不同。第一，Ruth 清楚地将她的抑郁与她丈夫的死亡联系在了一起。在 DSM- Ⅳ中，她的情况可能不满足重性抑郁发作的标准。因为这可能被认为是丧痛，这本身就是一种受制于文化的疾病。这一点不满足在 DSM-5 中被移除，所以有关 Ruth 的展示满足重性抑郁障碍单次发作的标准。第二，在 DSM-5 中，对她诊断的说明是不同的。抑郁发作现在可以被说明为伴有精神病性特征，但并不严重。在 DSM- Ⅳ中，出现精神病性症状就肯定意味着发作很严重。由于 Ruth 仍然在工作和照顾自己的家人，所以按照 DSM-5，她的发作可以归类为中度，但因为她听到了已故丈夫的声音，因此伴有精神病性特征。

精神分裂症

Woo-jin 是一名 33 岁的公共政策研究生，在 9 个月前就读于当地一所大学。在第一个学期里，他不与人交往。他的成绩普通，所以大学为他指定了第二学期的导师。Woo-jin 只是偶尔去上课，而且上课时还经常迟到且不修边幅。尽管他很少说话，但只要他说话，就常常是同学如何阴谋针对他云云。当你在翻译人员的帮助下评估他，问他有关这一阴谋的证据时，他就提到从课程阅读和播客中所得到的信息。他向你展示自己手机上的社交网站页面作为证据，在讨论时他会伤心。但你能看到的是课程邀请以及来自学习伙伴的信息。在他讨论自己的烦恼时，你会发现自己越来越难以理解他。因为他会从一个话题跳到另一个没有明确联系的话题。当你问到他的成绩时，他承认自己的成绩在这学期甚至更加糟糕，但他将之归责于所在社区。当你问道是否情况已经非常糟糕，以致让他想要回国时，他会耸肩并承认他自己的社区也在密谋针对他。当你问他是否抑郁时，他会否认，但表现出情感淡漠，并常常似乎是在进行内心对话。

精神分裂症的关键标准和时间进程在 DSM-5 中与 DSM-Ⅳ的保持一致。要满足这些标准，一个人必须已经持续经历至少 6 个月的障碍迹象，并经历至少 1 个月的 2 种或以上的以下症状：妄想、幻觉、言语紊乱、极不正常的精神运动行为，以及阴性症状。要满足要求，障碍必须包含这些核心症状中的至少一种：妄想、幻觉和言语紊乱。在你与患者面谈的时候，请记住古怪的信念不一定是妄想性的。DSM-5 清楚地注解道："一些带有宗教内容的文化、幻视或幻听是一个正常的宗教体验的内容"（美国精神医学学会，2013）。根据 DSM-5，每当患者与访谈人员的文化、宗教或语言背景不同时，必须采用诊断护理来避免将差异归为病因。确实，该手册有对诊断性访谈的具体建议，它鼓励访谈人员努力区分奇怪信念与精神病性信念，以评估看起来奇怪的信念是否具有现实基础，是否与外部刺激有联系，是否具有一致性和目标导向性，以及是否与适当范围的情感、运动和言语行为相通。如果信念满足所有这些标准，它是精神病性信念的可能性就更小。如果你仍然在努力确定信念是否是妄想性的，则可考虑使用在第 11 章"选定的 DSM-5 评估措施"中讨论的文化构想访谈。以这种方式，DSM-5 更新了对文化差异的关注，并力求将正常但不常见的情况从完全的精神病性情况中区分开来。

此外，DSM-5 的作者删除了几种常见的诊断子类型。在 DSM-Ⅳ中，与 Woo-jin 有着相同表现的人会归类为有偏执型精神分裂症。在 DSM-5 中，删掉了精神分裂症的类型。根据研究人员的说法，精神分裂症仍然是一种异质性疾病，但 DSM-Ⅳ的根据未在临床实践中得到证实的子类型症状，指出了在子类型之间有一定程度的划分标准。患有精神分裂症的人仍然可以被诊断出特定的病程（首次或多次发作，部分或完全缓解，持续型或急性发作），现在这可以被描述为具有显著的阴性症状或伴畸张症。但在 DSM-5 中已经取消了区分偏执型精神分裂症和瓦解型精神分裂症的任务。最后，通过使用第 11 章中的“精神病症状严重程度临床工作者评估”，维度系统可以让人确认精神分裂症患者的伴随性认知功能受损、抑郁和躁狂发作。

酒精使用障碍

Kagiso 是一名 47 岁的急诊室医生，她在医学院上学时就因社交原因开始饮酒。在过去 20 年里，她的饮酒量逐渐增加，她“记不起”上一次一天之中没有喝至少 3 杯酒是什么时候了。她错过了几个急诊科的轮班，因为她烂醉如泥，无法上班。在过去 2 年里，她试图控制自己的饮酒。她在急诊科上班前喝两杯，然后在工作后再“多喝一点”。在过去 6 个月里，几位护士反映她做了奇怪的医疗决定。昨天，一位同事发现她在某个诊务室里喝酒。她被告知要参加缺陷医生住院计划，否则将面临被解雇的风险。在给住院治疗机构的入院评估过程中，Kagiso 承认她想停止饮酒，承认酒精导致了离婚，但她一直无法做到减少酒精的摄入量。在她上一次减少饮酒量的尝试中，在最后一次饮酒约 6 小时后，她开始颤抖、出汗。然后她又开始饮酒，因为害怕自己会癫痫发作。

在 DSM-5 中，滥用物质被分为 9 类——酒精；咖啡因；大麻；致幻剂［包括苯环利定（phencyclidine，PCP）、麦角酸二乙基酰胺（lysergic acid diethylamide，LSD）和 3,4- 亚甲基二氧甲基苯丙胺（3,4-methylenedioxymethamphetamine，MDMA）]；吸入剂；阿片类物质；镇静剂；催眠药和抗焦虑药；兴奋剂（包括苯丙胺类物质与可卡因）；烟草——但类似的标准被用来描述对它们的滥用。作者们解释了这种归类方法，指出尽管这些物质效果各异，但它们都激活了大脑的奖赏机制。在此基础上，DSM-5 的作者将赌博障碍与物质使用障碍（一个分类，被命名为物质相关及成瘾障碍）归为一类。因为他们有足够的证据表明存在一个共同的神经通路：大脑奖励机制的激活。这是一种概念性的变化，而对赌博障碍来说，就是 DSM-5 的新诊断——表明作者打算根据精神障碍的隐含病理学信息最终组织所有精神障碍的意图。

作者没有保留的是 DSM-Ⅳ中对物质滥用和物质依赖的区分。按照 DSM-Ⅳ，根据耐受、戒断、物质使用（较预期使用更大剂量或更长时间），以及戒断愿望或减少使用的失败尝试情况，一个人会被诊断为物质依赖而不是物质滥用（美国精神医学学会，2000）。DSM-5 的作者担心物质依赖标准无法区分有药物依赖、耐受和戒断（使用维持剂量的美沙酮或苯二氮䓬类药物的某人的预期结果）的人，以及从滥用物质中出现生理依赖的人。也就是说，他们认为早期版本的 DSM 未能充分考虑可能滥用成瘾物质之人的意图。DSM-5 中的这一变化纠正了一个临床实践中的常见问题。精神病学家可能会将患者诊断为“医源性阿片类物质依赖伴生理依赖”。这种诊断未出现在 DSM-Ⅳ中，但却清晰地描述了患者的成瘾物质使用情况。DSM-5 通过删除掉多种物质依赖分类解决了此问题。

与之相对的，DSM-5 提供了成瘾物质使用、中毒和戒断分类，以及物质诱导性的精神障碍分类。尽管每种成瘾物质的标准均有所区别，但它们都遵循为酒精创立的一般模式。酒精使用障碍的诊断要求在 12 个月内至少出现以下症状中的 2 种：耐受；戒断；较预期饮酒量增加或饮酒更长时间；减少饮酒或戒酒的失败尝试；花费大量时间获取酒精或从酒精的影响中恢复；渴望酒精；反复饮酒导致未能履行主要角色义务；继续饮酒，无视其与人际关系问题的关联；因酒精使用而减少或放弃重要的社交、职业或娱乐活动；在对身体有危险情况下仍反复使用；尽管意识到酒精造成了或加重了身体或精神问题，但仍然继续使用。

对 Kagiso 的展示明显满足酒精使用障碍的标准。此外，使用两个说明来更好地描述她的诊断特点将会很合适。因为她已经住进了一家住院治疗机构，她的病程将被描述为 DSM-5 标题下的“在受控制的环境下”。因为她肯定了自己符合 4 项或更多的标准，所以她的诊断将被描述为严重程度。

自恋型人格障碍

Keith 是一名 33 岁的助理教授，尽管他自称写了“上世纪我所在领域的最佳论文”，但他刚刚被拒绝授予终身教职。在收到通知不会被授予终身教职后，Keith 愤怒地离开了自己的岗位。他去寻找了法律顾问起诉自己的大学，但他说，“我联系过的律师没有一个有足够的资格代表我”，他坚持认为他们需要自己领域里的博士学位以及“前五名研究型大学”的法律学位才能把握他的情况。你与 Keith 的见面是因为有一名律师提到你可以帮助他制定合适的策略。在见面开始，Keith 就问你接受培训的情况以及“你的 10 篇最重要的文章”的副本。他否认有躁狂发作史、抑郁障碍以及精神病性症状，并坚持自己的唯一问题是“其他人无法理解自己。”他订过两次婚，但从未结过婚，因为“她们不够优秀”。当问到他是否有密友时，他说了一串历史人物的名字，并说，“这类人才是被我视作对等的人。”当问到他的大学同事时，他抱怨他们道：“太过嫉妒我，以致无法成为真正的同事。”

在 DSM-5 中，人格障碍可以通过两种系统之一进行诊断。第一个系统是一个分类系统，任何对 DSM-Ⅳ有经验的访谈人员都熟悉它。这一系统在 DSM-5 的正文中，被认可用于常规的临床用途。（它也是本书第 3 章和第 6 章所使用的系统。）第二个系统是一个维度系统。这一系统是 DSM-5 的“新出现的量表和模型”，并被认可用于研究用途。我们可以使用两种系统来思考 Keith 的问题。

从临床工作分类模型可知，Keith 的表现满足自恋型人格障碍的标准。Keith 承认至少有这种人格障碍的 5 种表现。所有 9 种症状在 DSM-IV 和 DSM-5 中仍相同。该诊断仍不包括排除标准。

有哪些改变？DSM-5 中同样列出了 10 种明确的人格障碍，并且每种障碍症状的表现仍相同。人格障碍广义上是指“个体心理与行为的持久性模式，这种模式明显偏离个体社会背景”（美国精神医学学会，2013），这一定义也未改变。其中，仍然将这一人格障碍划分为：A 类，这类患者经常做出古怪的行为；B 类，这类患者经常做出戏剧化、情绪化或奇怪的举动行为；C 类，这类患者经常比较焦虑或恐惧。

简而言之，DSM-5 认可临床使用的诊断系统，并且根据患者表现来划分人格障碍。作者承认，即使应用得当，当前的 DSM-5 分类系统也经常对同一个人诊断出多种人格障碍类型，并且广泛用于未特定的人格障碍类型的障碍诊断中。

为解决这一问题，DSM-5 根据患者潜在的心理特征阐述了一种维度方法，作为此后确定人格障碍的方法。DSM-5 中的维度模型还未完善，但将会在 DSM-5.1 中完善，因此，我们在此进行回顾。

维度方法是人格障碍分类特征和概念模型中一项显著的变化。在实践层面，确定缺少证明其实用性和有效性的充分证据后，DSM-5 人格障碍工作组删除了 4 种人格障碍——偏执型、分裂样、表演型和依赖型人格障碍。

DSM-5 工作组发现了可证明其余 6 种 DSM-5 人格障碍（反社会型、回避型、边缘型、自恋型、强迫型和分裂型人格障碍）的充分证据，并且完善了其诊断标准。总之，工作组降低了对功能缺陷评估有利的人格障碍分类诊断行为的关注。简而言之，他们鼓励，仅当一个人对建立一种明确的身份、自我指向、对他人的同理心以及建立互惠关系的能力存在缺陷时，对其人格障碍进行诊断。你仍然可以确定病态的人格特质，但首先应确定该患者的自我功能和人际关系功能是否存在缺陷。

DSM-5 的作者运用这一维度方法，将人格障碍诊断限制在具有最可靠证据的诊断范围内，从而降低对同一个人诊断出多种人格障碍的概率。此外，DSM-5 还删除了未被指明的人格障碍类型诊断。利用维度模型，你可以诊断出上述 6 种人格障碍，并且指出每种人格障碍的其他特质。或者，你可以采用一种新的诊断方法，即人格障碍——特定特质诊断法，指出患者未达到特定诊断水平但所表现出的特定特质。

借 Keith 的例子，我们对其中的一些改变进行说明。根据 DSM-5 保留的分类模型，我们可利用任意几项人格特质对患者的人格障碍类型进行诊断。根据 DSM-5 所提出的维度模型，自恋型人格障碍的诊断首先应确定自我功能和人际功能上是否存在缺陷。为满足标准，患者一定会存在自我功能缺陷，并且会表现出过分依赖他人的评价以获取自我定位和自尊，或为了得到他人的认可而设定目标。该患者也一定存在着人际功能缺陷，并且会表现出缺少同理心或无法在感情上与他人建立亲密关系。与早期人格障碍模型不同，这些功能缺陷是所有人格障碍类型患者共有的。如果一个患者承认具有如上所述的自我功能和人际功能缺陷，访谈人员将确定其表现出哪种病态人格特质。对此，笔者将在第 12 章“人格障碍的维度诊断”中进行建模。如果我们使用这一模型来考虑 Keith 的表现，其病态的人格特质是自大和寻求关注。

自大和寻求关注即 DSM-5 维度模型所谓的对抗性“方面”，是用于人格障碍诊断组织原理的人格五因素之一。在文献资料中，**人格五因素模型**通常指神经质、外倾性、宜人性、责任性和经验开放性的适应性人格特质（Digman，1990）。DSM-5 工作组根据表示人格缺陷而非特长的模型，建立了这些诊断标准。因此，根据 5 种伴随的适应不良性人格特质，它将人格障碍归为：负面情感、分离、对抗、脱抑制和精神质。作者发现了这 5 种适应不良性特质的可靠证据，证明其是稳定且可预测自我功能和人际功能问题的依据。还确定了这 5 种适应不良性特质各自的“方面”。DSM-5 共列举了上述适应不良性特质的 25 个方面，各特质分成 5 个维度。**人格五因素模型**代替了分类版本的分类模型，后者将人格障碍分为 A 类、B 类、C 类和 D 类。

在维度模型中，自恋型人格障碍患者一定会表现出自大和寻求关注的特征，但这两种表现不足以确诊。你还需要找到患者自我功能和人际功能缺陷的证据才能确诊。DSM-5 的作者提供了一个 5 分值量表，从第 0 级（轻微或无缺陷）到（极度缺陷）第 4 级，即本书第 12 章中的人格功能量表。这一量表是诊断检查的示例，并直接纳入诊断标准中，从而最大限度地为患者诊断提供对其功能缺陷的预测。根据数据分析，DSM-5 作者得出结论，人格特质的表现对患者具有重度自我功能和人际关系障碍时的意义重大。在 Keith 的例子中，上述简要描述表明自恋特质对其具有影响，至少对其工作和正常生活有影响。通过全面评估，其功能损害程度可能为人格功能量表上的第 4 级（极度缺陷）。

但是，如果 Keith 自我功能和人际功能缺陷的表现足以满足人格障碍标准，但未表现出指定的人格障碍的特质时，Keith 将被诊断为具有人格障碍——具有维度模型中的特质。通过采用上文的 5 种维度，你可以对患者人格进行充分概述，明确该特质并且进行诊断。如果上述做法可以引导诊断和治疗，你也可以使用特质的 25 个方面，确定性格特质并进行诊断。该过程采用了第 12 章中的人格特质评定表。

这一过程可能令人难以理解。其优点是限制了那些具有最大有效性和实用性的人格障碍类型诊断，即需要证明自我功能和人际功能严重受损，并隐含地定义了健康的人格功能。同时，这允许你在评估某人进行诊断时，即使患者不符合特定障碍类型诊断的所有标准，患者也可能会出现此类功能损害。DSM-5 作者设想，人格障碍维度诊断是逐步进行的，第一步确定患者的表现是否满足人格障碍的标准。这一观点基于：①自我功能和人际功能缺陷的程度；②表现满足 6 种人格障碍或人格障碍—特质标准的程度，并列出患者表现出的是这 5 种适应不良性人格特质（负面情感、分离、对抗、脱抑制和精神质）中的哪一种。这些人格障碍诊断过程的变化旨在更好地利用有效的证据，可灵活地用于临床实践中，反映了本袖珍指南第 12 章的实施标准。

障碍重新排序

除了笔者上文所述的一些分类变化外，DSM-5 淘汰了多轴（多维度）系统，并且将患病和性格方面的考虑整合进 DSM-5 中，对障碍进行了重新排序。

尽管之前的 DSM 版本不要求使用多轴系统，但该系统在临床实践中得到了广泛的运用。自从 DSM- Ⅲ中引入后，一代执业医师在轴Ⅰ上记录了原发性精神障碍；在轴Ⅱ上记录了智力迟钝、人格障碍和特有的防御机制；在轴Ⅲ上记录了影响精神疾病的躯体疾病；在轴Ⅳ上记录了社会心理问题；在轴Ⅴ上记录了整体功能评级量表评分。通过将患者的诊断结果呈现在多轴系统中，临床医生更侧重精神疾病有关的多样性因素。在明确未讨论精神疾病病因学的分类诊断系统中，对诊断结果根据假定的病因进行分类，轴Ⅰ上记录了“实际”精神疾病、轴Ⅱ上记录了特有病理、轴Ⅲ上记录了内科疾病、轴Ⅳ上记录了社会问题。在这点上，多轴诊断是包含国际手册诊断性访谈的复杂结果。

由于保留了先前版本的理论和分类原则，DSM-5 作者合理地淘汰了多轴系统。DSM-5 诊断性访谈结果如今成了一种或多种诊断结果的集合。DSM-5 作者将轴 Ⅰ 至轴 Ⅲ 缩减为一个诊断列表，包含先前在轴 Ⅰ 和轴 Ⅱ 上所列的诊断，加入严重影响患者精神障碍的非精神疾病。轴 Ⅲ 常作为患者所有精神问题的列表，不适合严谨的实习生所用。例如，一个中年人在年轻时手臂骨折，但目前已完全康复，这也会作为入院诊断的一项参考内容。虽然手臂骨折对精神疾病毫无影响，但仍被列入其中。你不需要在 DSM-5 诊断列表中列出既往病史或慢性疾病，除非其改变了你对患者精神障碍的判断或治疗。

此外，多轴系统从根本上具有不同的分类——轴 Ⅰ 至轴 Ⅲ 上结构良好、轴 Ⅳ 上社会心理问题的非结构列表以及轴 Ⅴ 上的功能评估——因此，隐含地混淆了障碍诊断和功能评估。

轴 Ⅳ 和轴 Ⅴ 常被误用，不是将轴 Ⅳ 作为社会心理问题的非结构列表，就是将轴 Ⅴ 作为保险审批保证的疾病严重程度。DSM-5 将轴 Ⅳ 分别替换为更为正式的 ICD-9 和 ICD-10 中的 V 码和 Z 码（世界卫生组织，1992），以列出改变患者精神障碍的诊断、治疗和预后的社会心理和环境问题。与轴 Ⅴ 合并了症状严重程度和功能缺陷（Goldman 等，1992）不同的是，DSM-5 采用了世界卫生组织残疾评定量表 2.0（WHODAS 2.0，世界卫生组织，2010），后者为 6 个子量表的充分功能验证评估。ICD-9-CM V 码和 ICD-10-CM Z 码列表和 WHODAS 2.0 信息分别见第 6 章和第 11 章。

DSM 先前版本根据障碍常见的发病年龄对其进行分类：幼儿时期、儿童时期、青少年时期或成人时期。反之，DSM-5 作者根据常见的现象学和病理学而非发病年龄对障碍进行分类。从而发现，最常在儿童时期被诊断的障碍具有与其自身相似的其他病态，例如，在分离焦虑障碍或异食癖这些病例中，也发现了焦虑障碍与喂食及进食障碍。此外，DSM-5 中最常在成人时期诊断出的障碍（如焦虑障碍或抑郁障碍），包含了精神疾病发展如何影响了障碍的发作、表现和病程等其他信息。其目的是将患者可能患的精神障碍在不同患病阶段的情况展示出来。为进一步强调患病的观点，DSM-5 作者大致按顺序呈现了精神病理学分类，即所表现出来的障碍、从神经发育障碍到性欲倒错障碍。

DSM-5 作者也根据内在或外在因素的表现对障碍进行分类。DSM-5 首先列出了与内在因素有关的障碍，如抑郁障碍和焦虑障碍。其次是与外在因素有关的障碍，如反社会型人格障碍和排泄障碍，原因是作者隐含地指出在之后的版本中可能根据障碍潜在的功能紊乱原因将其分类。类似地，DSM-5 中包含了几种神经认知障碍的病因。由于确定了精神障碍的原因，笔者预计 DSM 之后的版本将用相似的诊断标准确定其病因。

最后，DSM-5 将“未指明”（NOS）分类改为“其他特定”和“未特定”。DSM-Ⅳ的 NOS 诊断可以让临床医生对具有与更明确的诊断标准表现不一致的患者进行初步的治疗。此类异质性阻碍了调查，阻挠了流行病学研究，并降低了诊断的临床实用性（Fairburn 和 Bohn，2005）。至少在一些情况下，我们发现经过一段时间 NOS 诊断与更具明确性的诊断标准相比，诊断效果不如后者稳定（Rondeau 等，2011），并因此降低了诊断的可靠性和有效性。

DSM-5 各章中的“未特定”和“其他特定”标准比 DSM-Ⅳ中类似的 NOS 章节更详细。一般来说，当一个人出现了精神障碍的症状，导致临床严重抑郁，但不满足指定诊断的全部标准时，建议访谈人员考虑**未特定**诊断。如果访谈人员希望告知一个人不满足诊断标准的具体原因，则鼓励访谈人员采用**其他特定**诊断。例如，如果一个人在没有其他精神分裂症症状的情况下持续出现幻觉，其将被诊断为患有其他特定的精神分裂症谱系及其他精神病性障碍（持续幻听）。

结论

DSM-5 作者修改了诊断标准和各障碍的概念，反映了近年来的进步。在本章中，笔者分别演示了 4 种障碍的标准和概念是如何改变的，根据其临床实践中的重要性，笔者有选择地进行了讨论。因此，从这 4 种代表性的诊断可看出，DSM-5 作者在建立可用诊断标准时利用最佳数据所面临的困难。作为一名临床医生和教师，笔者发现，删除了常常难以区分的子类型和限定物，因此，重性抑郁障碍、精神分裂症和酒精使用障碍标准打破了在实践运用中的平衡。在这点上，笔者发现分类人格障碍标准并不充分，并且维度人格障碍标准用于实践中会更易于理解。

但是，这一改变使笔者最为激动，原因是其更好地反映了疾病困扰患者的复杂性。当然，它是第 6 章诊断检查可操作版本的模型。你可据此提出几个筛查问题，并且在询问明确的标准前诊断障碍。据各方面所说，一些版本将成为精神疾病诊断的未来版本。如果在过去两个世纪的不同时期，我们的诊断系统专用于精神病院、战场、门诊诊所或研究型大学（如 Grob，1991；Houts，2000），而在未来，该诊断系统将可能用于精神健康执业医师的咨询。全世界的精神健康服务提供者数量有限，我们将可能注重诊断和初步治疗。在下一章，笔者提供了一种方法。

第二部分

DSM-5 诊断标准的临床应用

第 6 章

DSM-5 诊断性访谈

在第 3 章中，关于“30 分钟诊断性访谈”，笔者概括了诊断性访谈，包括各 DSM-5 精神障碍分类的筛查问题。如果一名患者对其中一个问题给出了肯定的回答，你应该怎么办？在本章中，笔者会演示筛查问题如何成为精神病学诊断性访谈之道。一名优秀的访谈人员可以熟练地与患者交流这些问题，从而在可能的情况下，据此得到明确且准确的诊断结果。

本章按照 DSM-5 障碍顺序，首先对精神发育障碍进行阐述。对每个 DSM-5 障碍分类，不论双相障碍还是排泄障碍，这部分由第 3 章模型访谈中的一个或多个筛查问题开始。筛查问题之后为随访问题。随访问题包括缺陷程度或时间估量，这些估量为随后诊断标准的必要环节。通过将诊断标准中随访问题放在附加症状问题之前，在对一名患精神障碍的患者（该患者经历之事对其造成了伤害）进行全面诊断过程中，笔者试图寻找一种更有效且更准确的访谈方法。

筛查问题和随访问题按照诊断标准进行。当访谈人员引出诊断标准时，相关症状笔者将用楷体表示。笔者已经列出这些问题，如果答案是肯定的，则满足对应症状标准。当诊断标准是通过观察而非问题诱导而得出时，如语无伦次或精神运动性迟滞或激越或自主神经功能亢进的情况，被访谈人员将之列为说明，用罗马字体表示。一个特定诊断要求的最少症状数用下划线表示。儿童或青少年特定的问题用阴影字体表示。当然，笔者并未列出相关症状诱导可能导致的所有问题，但是这些问题是根据 DSM-5 来设计的。为尽可能清晰地说明诊断过程，笔者在 DSM-5 标题“排除标准”下列出了否定性标准。例如，DSM-5 发现，如果一名患者经历的精神病性症状仅作为使用成瘾物质的直接生理效应，其症状表现则不满足精神分裂症的标准。这些排除标准通常不需要你提出具体问题，但应根据你之前的诱导问题进行。最常见的子类型、说明和障碍严重程度估量列在标题“修饰词”后。为简短起见，本指南包含了最常见的 DSM-5 障碍的诊断问题，旨在将关注点放在得出相关诊断结果前，以了解各部分范例障碍诊断标准，即：先了解 DSM-5 的主要部分，后了解其次要部分。

本书将次要部分称为“替代性选择”，DSM-5 中未使用该术语。这些替代性选择包括 DSM-5 相同章节的相关障碍诊断。例如，由于适应障碍和创伤后应激障碍（post-traumatic stress disorder，PTSD）在 DSM-5 中被归为同一类，因此，适应障碍作为一个替代性选择列进 PTSD 中。相反地，由于创伤性脑损伤和其他障碍在 DSM-5 中归为不同分类，因此，列进 PTSD 鉴别诊断中的创伤性脑损伤和其他障碍中不包含于 PTSD 的“替代性选择”部分。对于每种列进“替代性选择”中的诊断，包括了必需的诊断标准，并且访谈人员可在 DSM-5 中的相应页面，阅读详细诊断标准和相关资料。

尽管本指南包含了所有 DSM-5 中的诊断，但删除了各自的标准，尤其是与另一种躯体疾病或物质引起的精神障碍相关的各种精神障碍，概括地说，另一种躯体疾病或成瘾物质的使用直接影响了一种障碍的症状产生。

如这一概括所示，本书不可代替 DSM-5，但可作为一种实用的诊断工具，即 DSM-5 的可操作版本——正如 GPS 设备显示城市道路的草图，而不是显示出每条街道的细节图。本书将及时助你实现目标，但不包含 DSM-5 中的细节。概括地说，本诊断性访谈过程可能听起来难以理解。但是，一旦你从常规诊断（如双相障碍）开始，通读一遍访谈材料，并练习几次，便可以更清楚地理解该过程。

神经发育障碍

DSM-5，第 31~86 页

患者（或看护人）筛查问题：你在幼儿时是否有任何行为问题或学习问题？在你开始上学后，由于自己的行为或学习问题，是否与同学存在社交困难或无法跟上大家的学业进度？

如果是，则询问：你是否难以集中精力或过于冲动或活跃？你是否在与他人交流或社交方面存在困难？你是否常常做出特定的令人讨厌的行为，并且难以控制？你是否比你的同学在学习上更加困难？

- 如果在智力功能或特定学术能力方面的缺陷占主导，则转到智力障碍（智力发育障碍）标准。
- 如果社交或运动行为障碍占主导，则转到孤独症谱系障碍标准。
- 如果是注意力不集中、多动或冲动行为占主导，则转到注意缺陷 / 多动障碍标准。

1. 智力障碍（智力发育障碍）
   a. 纳入标准：应具有智力缺陷的特点，始见于发育期，适应性功能受损害，具有下列 $\underline{2}$ 种症状。
      i. 智力功能的缺陷，如推理、解决问题、计划、抽象思维、判断、学业学习和经验学习能力缺陷。必须经过临床评估和个性化、标准化智力测验确认。
      ii. 受损的适应性功能，如为实现发育和社会文化标准而进行的规范化，在日常生活活动中一方面或多方面的参与行为和表现行为受限。这些限定结果导致了其需要在学校、工作或独立生活获得持续性支持。
   b. 修饰词。

i. 严重程度（见 DSM-5，第 34~36 页，表 1）。
- 轻度。
- 中度。
- 重度。
- 极重度。

c. 替代性选择。

i. 如果一个 5 岁以下的幼儿不能在智力功能的几个方面中获得预期的发育关键节点，并且无法对其进行系统性的智力功能评估，则考虑为全面发育迟缓（见 DSM-5，第 41 页）。这一诊断应进行最终再评估。

ii. 如果一名 5 岁以上的患者表现为智力障碍，并且由于相关感觉障碍或身体缺陷而不能进行准确描述时，则考虑为未特定的智力障碍（见 DSM-5，第 41 页）。这一诊断只能在特殊情况下使用，并且应进行最终再评估。

iii. 如果一个人在语言获得和使用方面持续存在困难（以说、写、手势或其他形式），始发于发育早期，且导致了实质性的功能限制，则考虑诊断为语言障碍（完整标准见 DSM-5，第 42 页）。语言障碍可作为一种主要障碍或伴随其他障碍。如果语言困难可以用听觉或其他感觉障碍、智力障碍或全面发育迟缓更好地解释，或者因另一种躯体疾病或神经系统疾病引起，则这一诊断不可用。

iv. 如果一个人在语言发音方面存在持续困难，并且妨碍了语言理解能力或阻碍了语言信息交流，则考虑为语音障碍（完整标准见 DSM-5，第 44 页）。这些症状一定出现在发育早期，且须对有效交流、社会参与性、学业成绩和职能表现能力的其中一方面或任意几方面造成限制。语音障碍应作为一种主要障碍或是伴随其他障碍或先天性或获得性的异常状况。如果语音障碍是由先天性躯体疾病或神经系统疾病引起的，则这一诊断不可用。

v. 如果一个人在语言流畅性和时间模式方面有明显且频繁的干扰，不符合其年龄和语言技能，则考虑为童年发生的言语流畅障碍（口吃）（完整标准见 DSM-5，第 45~46 页）。这些症状一定出现在发育早期。该干扰一定是造成了说话焦虑或有效交流能力焦虑。这一障碍可伴随其他情况。但是，如果这一障碍是因口部肌肉缺陷或感觉缺陷引起，因另一种躯体疾病或神经系统疾病引起，或可以用另一种精神障碍更好地解释，则这一诊断不可用。

vi. 如果一个人在社交上存在口头和非口头交流方面的持续困难，并且其功能缺陷限制了有效交流、社会参与、社会关系、学业成绩或职能表现，则考虑为社交（语用）交流障碍（完整标准见 DSM-5，第 47~48 页）。症状应始发于发育早期。这一障碍可伴随其他情况。但是，如果这些症状可以用智力障碍、全面发育迟缓或另一种精神障碍更好地解释，或因另一种躯体疾病或神经系统疾病引起，则这一诊断不可用。

vii. 如果一个人表现出某种人格障碍的特有症状，这一障碍会导致临床严重痛苦或损害，但不满足特定人格障碍的全部标准，则考虑未特定的人格障碍（见 DSM-5，第 49 页）。

viii. 如果一个人在学习及使用学业技能方面存在持续

困难，并且始发于上学时期，最终严重妨碍了其学业或职能表现，则考虑为特定学习障碍（完整标准见 DSM-5，第 66~68 页）。为了满足标准，目前技能一定明显低于与其同龄、同性别、同一文化群体和同等教育水平的平均范围。并且这些症状不能用另一种智力障碍、躯体疾病、精神障碍、神经系统疾病或感觉障碍来更好地解释。

2. 孤独症谱系障碍

a. 纳入标准：要满足在社交问题上存在持续障碍，发生于发育早期，但是直到具有社会需求且超过自身能力时才表现出来，并且有临床严重的功能缺陷。这一障碍表现出在下列社交问题上的所有缺陷。

i. 社会情绪互惠缺陷：*当认识一个人的时候，你如何介绍自己？你是否发现很难与他人打招呼？你是否发现很难和他人分享你的兴趣、想法和感受？你是否不喜欢听到他人的兴趣或感受？*

ii. 社交方面非语言交流行为的缺陷：通常由访谈人员通过与患者的目光接触和对其的身体语言观察得知，或者患者存在理解和使用非语言交流能力的缺陷，其严重程度从语言和非语言交流的不协调到面部表情或手势的完全缺失。

iii. 发展和维持关系：*你是否对他人很冷漠？你是否不能够与他人玩想象类游戏？你是否发现很难结交新朋友？当周围环境出现变化时，你是否发现很难相应地调整自己的行为？*

b. 纳入标准：此外，在下列限制性、重复性行为、兴趣或活动表现中，这一诊断至少需要其中的 2 种。

i. 刻板或重复性言语、运动或使用物体，如简单的运动思维定式、模仿言语、重复使用物体或古怪的词语。

ii. 坚持相同性以及过度坚持惯例或抵制改变：你有特殊的习惯或行为模式吗？当你不能够保持这些习惯或做出这些行为时，会发生什么？你是否很难做出改变？

iii. 高度受限的固定的兴趣，其强度和专注度方面是异常的：你是否发现自己非常在意或者对一些事情感兴趣？

iv. 对感觉输入的高敏感性或低敏感性：你对一些很痛苦的事情有什么体验？比如炎热的天气？寒冷的天气？是否有一些特殊声音、画面或气味使你反应强烈？你是否发现自己迷恋于绚丽的灯光或旋转的物体？

c. 修饰词。

i. 标注。

- 伴随（或不伴随）智力障碍。
- 伴随（或不伴随）语言障碍。
- 与已知的躯体或遗传性疾病或环境因素有关。
- 与其他神经发育、精神或行为障碍有关。
- 伴畸张症。

ii. 分别对社交缺陷和限制性、重复性行为模式缺陷的严重程度进行编码。

- 1 级：需要支持。
- 2 级：需要多的支持。
- 3 级：需要非常多的支持。

d. 替代性选择。

i. 如果一个人的协调运动表现明显低于预期等级，

严重妨碍了其日常生活活动或学业成绩，并且始发于发育早期，则考虑为发育性协调障碍（完整标准见 DSM-5，第 74 页）。例如，动作笨拙、运动技能缓慢和不精确的表现。不可能是另一种躯体疾病或神经系统疾病引起，或不能用另一种精神障碍更好地解释。

ii. 如果一个人表现出重复性、看似被驱使的实则明显漫无目的的运动行为，如手抖或不自觉挥手、身体晃动、撞头或自咬行为，则考虑为刻板运动障碍（完整标准见 DSM-5，第 77~78 页）。运动障碍会导致临床严重痛苦或功能缺陷。运动行为不是使用物质的直接生理效应或躯体疾病引起的，也不能用另一种精神障碍症状更好地解释。

iii. 抽动是一种突然发生、快速、反复出现、非节律性的运动或发声。如果一个人出现运动和发声抽动，且始发于 18 岁前，则考虑为抽动秽语综合征（完整标准见 DSM-5，第 81 页）。抽动频率可能会降低，但是发病后一定至少会持续 1 年。抽动不是因另一种躯体疾病或使用物质的生理效应引起。

iv. 如果一个人在发病时仅出现运动或发声抽动的其中一种，并且不满足抽动秽语综合征的标准，则考虑为持续性（慢性）运动或发声抽动障碍（完整标准见 DSM-5，第 81 页）。在 18 岁前发病，抽动频率可能会降低，但是发病后一定至少会持续 1 年。

v. 如果一个人出现至少持续 1 年的运动和（或）发声抽动，发病时间在 18 岁之前，并且抽动不是因使用物质的直接生理性效应引起或是因另一种躯体疾病引起的，其也不满足抽动秽语综合征或持续性（慢性）运动或发声抽动障碍的标准，则考虑为短暂性抽动障碍（完整标准见 DSM-5，第 81 页）。

vi. 如果一个人出现不满足某种特定抽动障碍的标准，原因是其运动或发声的发病年龄或临床表现是非典型的，则考虑为其他特定或未特定的抽动障碍（见 DSM-5，第 85 页）。

3. 注意缺陷 / 多动障碍

a. 纳入标准：应表现出一种行为模式，即在多种情况下，均存在社会、教育或职业表现的困难，发病时间始发于 12 岁之前。这些症状一定会至少持续 6 个月，且与发育水平不符。这一障碍至少表现出以下症状中的 6 种。

i. 粗心：至少在过去 6 个月里，是否有人说你经常比较粗心或者你在工作中犯粗心的错误？

ii. 工作中注意力不集中：你是否经常难以在一项工作或活动中集中注意力，比如读一篇长文章或听一个讲座或谈话？

iii. 没有聆听：是否有人说在与你交谈过程中，你经常看起来走神或者没有在听？

iv. 无法完成工作：你是否经常因无法集中注意力或容易犯困而很难完成学业、家务事或工作任务？

v. 组织工作困难：你是否发现很难完成工作或日常活动？你是否难以合理安排时间或不能按时完成任务？

vi. 拒绝需要持续脑力劳动的工作：你是否总是拒绝

需要持续脑力劳动的工作？

vii. 经常丢失工作所需的重要东西：你是否经常丢失工作或日常活动有关的重要东西，比如学校资料、书本、工具、钱包、钥匙、文件、眼镜或你的手机？

viii. 易分心：你是否发现经常因与所做日常活动或工作无关的东西或想法而轻易分心？

ix. 经常健忘：你是否发现或者其他人发现你经常在日常活动中忘记东西？

b. 纳入标准：或者，在下列同一种情况下这些极度活跃和易冲动的表现中，至少出现了6种。

i. 坐立不安：在过去6个月里，你是否发现自己手足无措？你是否发现在坐着的情况下难以停止扭动？

ii. 离开座位：在需要就坐的情况下，你是否经常离开座位？

iii. 跑或爬：你是否发现自己经常不合时宜地四处跑动或攀爬？

iv. 无法保持安静：你是否发现自己经常无法在娱乐活动中保持安静？

v. 多动：你是否经常感觉自己或者其他人形容你经常忙碌不停就像上了发条？你是否发现在某一段长时间内静坐时感到不适？

vi. 话痨：你是否经常表现出话痨的样子？

vii. 将答案脱口而出：你是否经常在谈话中无法等候？你是否经常在问题问完前打断他人，或者将答案脱口而出？

viii. 无法等候轮序：你是否经常很难等候轮序或

排队？

ix. 打断或打扰：你是否经常打断他人的活动、谈话或游戏？你是否经常在未经他人同意的情况下使用他人的东西？

c. 排除标准：如果不满足 2 种或以上情况的标准，或者没有证据可证明这些症状影响了自身功能，并且仅在精神病性障碍情况下出现这些症状，或者这些症状也能用另一种精神障碍更好地解释，则不予诊断。

d. 修饰词。

i. 标注。

- 组合表现：如果在过去 6 个月里，均满足注意力不集中和多动 - 冲动标准。
- 主要表现为注意缺陷：如果在过去 6 个月里，满足注意力不集中标准，但不满足多动 - 冲动标准。
- 主要表现为多动 / 冲动：如果在过去 6 个月里，满足多动 - 冲动标准，但不满足注意力不集中标准。

ii. 标注。

- 部分缓解。

iii. 严重程度。

- 轻度：几乎未出现超出诊断所需的症状。如果有，也仅仅导致轻度社会或职业功能缺陷。
- 中度：症状或功能缺陷介于“轻度”和“重度”之间。
- 重度：出现多种超出诊断所需的症状，或者其中一些症状尤为严重，或者导致明显的社会或职业功能缺陷。

e. 替代性选择：如果一个人出现阈限值以下的症状，或者你没有足够的机会对所有标准进行验证，则考虑为其他特定或未特定的注意缺陷 / 多动障碍（见 DSM-5，第 65~66 页）。这些症状一定与缺陷有关，其不只在精神分裂症或另一种精神病性障碍过程中出现，并且不能用另一种精神障碍更好地解释。

精神分裂症谱系及其他精神病性障碍

DSM-5，第 87~122 页

筛查问题：你是否看到其他人没看到的景象或其他事物？你是否听到其他人没有听到的噪声、声响或声音？你是否曾感到好像有人在跟踪你或试图以某种方式伤害你？你是否曾感觉自己拥有特殊力量，比如可以读取他人的思想？你是否曾收听广播或看电视，感觉节目讨论的就是你？

如果是，则询问：这些经历是否影响你的行为或引导你去做什么事？这些经历是否给你的朋友或家人、工作或在其他场合带来过重大麻烦？

- 如果是，**则转至精神分裂症标准**。

1. 精神分裂症

a. 纳入标准：应至少 6 个月出现持续的障碍体征，包括前驱症状或残留症状。在这期间的至少 1 个月内，至少出现下列症状中的 2 种，并且至少 1 种症状一定是妄想、幻觉或言语紊乱。

i. 妄想：是否有人在伤害你？当读书、看电视或用电脑的时候，你是否发现有些信息指的就是你？你是否拥有特殊力量或能力？

ii. 幻觉：当你清醒时，你脑子里是否曾听到一些别人听不到的声音？当你清醒时，你是否看到别人看不到的事物？

iii. 言语紊乱，如频繁地离题或者联想松弛。

iv. 极度紊乱的或畸张症的行为。

v. 阴性症状，如情绪表达减少或动力缺乏。

b. 排除标准：如果症状是因物质使用的生理效应（如药物滥用、药物治疗）或另一种躯体疾病引起，则不予诊断。

c. 排除标准：如果一个人已经被诊断为儿童期发病的孤独症谱系障碍或交流障碍，则只有当明显幻想或幻觉也出现的情况下（且至少持续 1 个月），才可以诊断为精神分裂症。

d. 修饰词。

i. 标注。

- 首次发作，目前为急性发作。
- 首次发作，目前为部分缓解。
- 首次发作，目前为完全缓解。
- 多次发作，目前为急性发作。
- 多次发作，目前为部分缓解。
- 多次发作，目前为完全缓解。
- 持续型。
- 未特定型。

ii. 其他标注。

- 伴畸张症：当下列症状中的至少 3 种出现时，则适用：木僵、肌肉僵直、蜡样屈曲、缄默症、违拗、摆姿势、造作、刻板运动、激越、扮鬼脸、模仿言语、模仿行为。

iii. 严重程度。

- 严重程度通过对精神疾病主要症状的定量评估确定，每种症状可以根据（见第 11 章“选定的 DSM-5 评估措施”）5 分值量表对应的目前严重程度而定。

e. 替代性选择。

i. 如果一个人具有古怪的行为、看法和思想，并且几乎不具备建立亲密关系的能力，则考虑为分裂型人格障碍（完整标准见 DSM-5，第 655~656 页）。如果这种障碍只发生在精神分裂症、伴精神病性特征的抑郁或躁狂发作，或是孤独症谱系障碍的过程中，则不予诊断。

ii. 如果一个人仅出现了妄想（不论是奇异妄想或自我妄想），不满足精神分裂症的完整标准，并且未出现除妄想外的明显功能缺陷，则考虑为妄想障碍（完整标准见 DSM-5，第 90~91 页）。这一标准包括多种说明。如果妄想是因物质使用或另一种躯体疾病引起，则这一诊断不可用。如果妄想可用另一种精神障碍更好地解释，这一诊断也不成立。

iii. 如果一个人出现了至少 1 天但不足 1 个月精神分裂症的症状，则考虑为急性短暂性精神病性障碍（完整标准见 DSM-5，第 94 页）。一个人经常出现急性发病的情况，表现出较少的阴性症状，具有更少的功能缺陷，并且最终恢复到其先前的功能水平。

iv. 如果一个人出现了至少 1 个月但不足 6 个月精神分裂症的症状，则考虑为精神分裂症样障碍（完整标准见 DSM-5，第 96~97 页）。如果障碍是因物质使用的生理效应或另一种躯体疾病引起，则这一诊断不可用。

v. 如果一个人满足精神分裂症的标准，且患有主要心境发作——不论是重性抑郁障碍还是躁狂发作——

至少有 50% 满足精神分裂症标准，则考虑为分裂情感性障碍（完整标准见 DSM-5，第 105~106 页）。一个人的一生中，在缺少主要心境发作的情况下，也一定会出现至少 2 周的妄想或幻觉症状。

vi. 如果某种物质或药物直接导致精神疾病发作，则考虑患有物质 / 药物所致的精神病性障碍（完整标准见 DSM-5，第 110~111 页）。这一标准包括各物质的多种说明。

vii. 如果另一种躯体疾病直接导致精神疾病发作，则考虑是由于其他躯体疾病所致的精神病性障碍（完整标准见 DSM-5，第 115~116 页）。当谵妄发作时或该精神疾病发作可以用另一种精神障碍更好地解释时，则这一诊断不可用。

viii. 如果一个人经历了导致临床严重抑郁或功能缺陷的精神病性症状，但尚未满足精神病性障碍的全部标准，则考虑未特定的精神分裂症谱系及其他精神病性障碍（见 DSM-5，第 122 页）。如果你希望说明某人症状不满足标准的具体原因，则考虑其他特定的精神分裂症谱系及其他精神病性障碍（见 DSM-5，第 122 页）。例子包括患有妄想障碍的患者在无其他特征情况下出现持续的幻听及妄想症状。

双向及相关障碍

DSM–5，第 123~154 页

筛查问题：是否存在一些时间（至少持续数日），当你感到非常高兴或开心时，感觉到与抑郁相反的感受，并且感到这与平常的自己不同？

如果是，则询问： 在这些时间里，你是否在一整天或一天的大部分时间中有这样的感觉？是否持续至少一周或成为你的习惯？这些时期是否给你的朋友或家人、工作或其他场合带来过重大麻烦？

- 如果是，则转至双相Ⅰ型障碍标准。
- 如果是，则转至双相Ⅱ型障碍标准。

1. 双相Ⅰ型障碍
   a. 纳入标准：在躁狂发作期间，应至少出现下列标准中的3种。
      i. 自尊心膨胀或自大：在此期间，你是否感觉异常自信，例如，你可以完成之前不能完成的特别事情？
      ii. 睡眠需求减少：在此期间内，你是否注意到需要休息好的时间有所变化？当睡眠时间少于3小时，你是否已觉得休息充分？
      iii. 比平常健谈：在此期间，是否有人告诉你，你比之前要健谈，或者他人很难打断你？
      iv. 意念飘忽：在此期间，你的思绪是否杂乱无章？你是否有无数种想法，并且无法追上自己的思绪？
      v. 注意力分散：在此期间，你是否比平常更加难以集中注意力？你是否发现自己容易心烦意乱？
      vi. 目标导向性活动增多：在此期间，你如何利用自己的时间？你是否发现自己比平常活跃？
      vii. 参与了过多活动，且这类活动很有可能造成痛苦：在此期间，你是否参加了一些自己平时不会参加的活动？你在花钱、使用物质或性行为方面是否采用了一种平时不会采用的方式？这些活动是否会对任何人造成麻烦？

b. 排除标准：躁狂发作和重性抑郁发作不能用分裂情感性障碍、精神分裂症、精神分裂症样障碍、妄想障碍或其他特定或未特定的精神分裂症谱系及其他精神病性障碍更好地解释。

c. 排除标准：发作不是因物质使用的生理效应或另一种躯体疾病引起。然而，在抗抑郁治疗期间，躁狂发作，但其持续时间超过了治疗所导致的生理效应的时间，则满足诊断标准。

d. 修饰词。

　i. 目前的（或最近的）发作。

　　- 躁狂发作。
　　- 轻躁狂发作。
　　- 抑郁发作。
　　- 未特定（当症状出现时，满足标准即可使用，而非一定要在此期间）。

　ii. 标注。

　　- 伴焦虑痛苦。
　　- 伴混合特征：如果至少同时出现了重性抑郁发作症状的其中 3 种，则适用。
　　- 伴快速循环。
　　- 伴忧郁特征。
　　- 伴非典型特征。
　　- 伴心境协调的精神病性特征。
　　- 伴心境不协调的精神病性特征。
　　- 伴畸张症。
　　- 伴围产期发生。
　　- 伴季节性模式。

iii. 病程和严重程度。
  - 目前或最近为躁狂发作、轻躁狂发作、抑郁发作、未特定的发作。
  - 轻度、中度、重度。
  - 伴精神病性特征。
  - 部分缓解、完全缓解。
  - 未特定。

e. 替代性选择。

i. 如果一种物质直接导致这种发作，包括治疗抑郁障碍的物质，则考虑患有物质/药物所致的双相及相关障碍（完整标准见 DSM-5，第 142~143 页）。

ii. 如果另一种躯体疾病导致了疾病发作，则考虑是由于其他躯体疾病所致的双相及相关障碍（完整标准见 DSM-5，第 145~146 页）。

2. 双相Ⅱ型障碍

a. 纳入标准：应至少满足下列标准中的 3 项，且出现在轻躁狂发作期，至少持续 4 天。

i. 自尊心膨胀或自大：在此期间，你是否感觉特别自信，就好像你可以完成一些实际不能完成的事情？

ii. 睡眠需求减少：在此期间，你是否注意到所需的睡眠时间有所改变？当睡眠时间少于 3 小时，你是否已觉得休息充分？

iii. 比平常健谈：在此期间，是否有人告诉你，你比之前要健谈，或者他人很难打断你？

iv. 意念飘忽：在此期间，你的思绪是否杂乱无章？你是否有无数种想法，并且无法追上自己的思绪？

v. 注意力分散：在此期间，你是否比平常更加难以集中注意力？你是否发现自己容易心烦意乱？

vi. 目标导向性活动增多：在此期间，你如何利用自己的时间？你是否发现自己比平常活跃？

vii. 参与了过多活动，且这类活动很有可能造成痛苦：在此期间，你是否参加了一些自己平时不会参加的活动？你在花钱、使用物质或性行为方面是否采用了一种平时不会采用的方式？这些活动是否会对任何人造成麻烦？

b. 排除标准：如果曾经患有的躁狂发作或抑郁发作是因物质 / 药物使用的生理效应引起，则不予诊断。

c. 排除标准：如果轻躁狂发作能用分裂情感性障碍、精神分裂症、精神分裂症样障碍、妄想障碍或其他特定或未特定的精神分裂症谱系及其他精神病性障碍更好地解释，则不予诊断。

d. 修饰词。

i. 说明目前或最近的发作。

- 轻躁狂发作。
- 抑郁发作。

ii. 标注。

- 伴焦虑痛苦。
- 伴混合特征：如果至少同时出现了重性抑郁发作症状的其中 3 种，则适用。
- 伴快速循环。
- 伴心境协调的精神病性特征。
- 伴心境不协调的精神病性特征。
- 伴畸张症。

- 伴围产期发生。
- 伴季节性模式。
- 未特定。

iii. 病程和严重程度。

- 部分缓解。
- 完全缓解。
- 轻度。
- 中度。
- 重度。

e. 替代性选择。

i. 如果一个人报告出现 2 年或更久的多个轻躁狂症状和抑郁症状，但未达到轻躁狂发作或重性抑郁发作的程度，则考虑为环性心境障碍（完整标准见 DSM-5，第 139~140 页）。在这 2 年期间的同一时期（儿童、青少年时期各占 1 年），轻躁狂期和抑郁期至少持续一半的时间，并且该患者没有出现超过 2 个月的症状。如果症状是因物质使用的生理效应或另一种躯体疾病引起，则不予诊断。

ii. 如果一个人有导致临床上严重抑郁障碍或功能障碍的双相障碍症状，但不满足双相障碍的全部标准，则考虑患有未特定的双相及相关障碍（见 DSM-5，第 149 页）。如果你希望说明某人症状不满足标准的具体原因，则考虑患有其他特定的双相及相关障碍（见 DSM-5，第 148 页）。例子中包括未出现重性抑郁发作情况下的短暂环性心境障碍和轻躁狂发作。

抑郁障碍

DSM–5，第155~188页

筛查问题：你是否感到难过、忧郁、心情低落、沮丧或易怒？你是否对过去感兴趣的事物失去兴趣或从中获得的乐趣减少？

如果是，则询问：持续时间是否至少有2周？这些时期是否给你的朋友或家人、工作或其他场合带来重大麻烦？

- 如果是，则参考重性抑郁障碍标准。
- 如果6岁以上的孩子回答否，则回答易怒筛查问题。这个问题出现在下面重性抑郁障碍的其他情况之后。

1. 重性抑郁障碍，单次发作和反复发作
   a. 纳入标准：要求在前述2周期间，出现至少5种下述症状，包括情绪低落或失去兴趣或快乐（快感缺失）。
      i. 一天中大部分时间情绪低落（已评估）。
      ii. 对活动的兴趣明显下降或快感缺失（已评估）。
      iii. 体重明显减轻或增加：在此期间，你是否注意到食欲有任何变化？你是否注意到体重有任何变化？
      iv. 失眠或嗜睡：在那段时间里，你的睡眠质量如何？
      v. 精神运动性激越或精神运动性迟滞：在那段时间里，是否有人告诉你，你的动作似乎比平时快或慢？
      vi. 疲劳或乏力：在那段时间里你的体力如何？是否有人告诉过你，你看起来比平时疲惫或者缺少活力？
      vii. 感觉自己没有价值或过度内疚：在那段时间里，你是否对当前或过去的事情或关系感到非常遗憾或内疚？

viii. 注意力下降：在那段时间里，你是否无法像平时一样做出决定或集中注意力？

ix. 反复想到死亡或自杀：在那段时间里，你是否比平时更多地想到死亡？你是否想过自残或者自杀？

b. 排除标准：如果曾经患有的躁狂发作、轻躁狂发作或者重性抑郁发作是源自物质使用的生理效应或另一种躯体疾病，则不予诊断。

c. 排除标准：如果用分裂情感性障碍、精神分裂症、精神分裂症样障碍、妄想障碍或其他特定或未特定的精神分裂症谱系及其他精神病性障碍，能更好地解释重性抑郁发作，则不予诊断。

d. 修饰词。

i. 标注。

- 伴焦虑痛苦。
- 伴混合特征：如果至少同时出现了重性抑郁发作症状的其中 3 种，则适用。
- 伴忧郁特征。
- 伴非典型特征。
- 伴心境协调的精神病性特征。
- 伴心境不协调的精神病性特征。
- 伴畸张症。
- 伴围产期发生。
- 伴季节性模式。

ii. 病程和严重程度。

- 单次发作。
- 反复发作。
- 部分缓解。

- 完全缓解。
- 轻度。
- 中度。
- 重度。
- 伴精神病性特征。
- 未特定。

e. 替代性选择。

i. 如果一个人报告称经历了至少 2 年的抑郁或快感缺失，导致临床严重抑郁或功能障碍，并伴有至少 2 种重性抑郁发作的症状，则考虑患有持续性抑郁障碍（心境恶劣）（完整标准见 DSM-5，第 168~169 页）。如果一个人连续 2 个月没有出现抑郁障碍症状，则不予诊断。如果此人曾出现符合双相障碍或环性心境障碍标准的症状，则不予诊断。如果精神病性障碍能更好地解释这种障碍，或者此障碍源自物质使用的生理效应或另一种躯体疾病，则不予诊断。

ii. 如果一名女性描述月经前一周存在明显的情绪变化，月经开始的几天内情绪变化程度趋缓，并在月经结束后一周程度减弱，则考虑为经前期烦躁障碍（完整标准见 DSM-5，第 171~172 页）。诊断标准包括以下至少 1 项：情绪明显不稳定；明显易怒或发生人际冲突；明显的情绪抑郁；明显的焦虑。此外，必须存在以下症状中的至少 1 种（与上述症状结合起来，总共达到 5 种症状）：对日常活动兴趣减退；难以集中注意力；嗜睡、易疲劳或体力明显下降；食欲变化明显；嗜睡或失眠；不堪重负的感觉；有如乳腺增生或肿胀、关

节 / 肌肉疼痛、肿胀和体重增加的体征。

iii. 如果使用某种物质直接导致发作，包括治疗抑郁障碍的处方药，则考虑患有物质 / 药物所致的抑郁障碍（完整标准见 DSM-5，第 175~176 页）。

iv. 如果另一种躯体疾病导致疾病发作，考虑是由于其他躯体疾病所致的抑郁障碍（完整标准见 DSM-5，第 180~181 页）。

v. 如果一个人经历了导致临床严重抑郁或功能障碍的抑郁发作，但尚未符合抑郁障碍的全部标准，则考虑患有未特定的抑郁障碍（见 DSM-5，第 184 页）。如果你希望说明某人症状不符合标准的具体原因，则考虑患有其他特定的抑郁障碍（见 DSM-5，第 183~184 页）。例子包括反复发作的短期抑郁和症状不足的抑郁发作。

儿童易怒的筛查问题：你是否经常发脾气、大喊大叫或表现出来？

如果是，则询问：你是否每天或隔天发脾气？你发脾气或叫喊会在家里或学校引起麻烦吗？

- 如果是，则参考破坏性心境失调障碍标准。
- 如果不是，则向看护人寻求间接信息，或者继续另一个诊断类别。

2. 破坏性心境失调障碍

a. 纳入标准：为了宣泄常见压力，需要反复发作严重的脾气爆发，平均每周至少 3 次，持续至少 1 年。脾气发作必须发生在至少 2 种不同的环境中，如学校或家庭，发作程度在至少一种环境中是严重的，在 10 岁之前开始发作，并表现为以下 3 种症状。

i. 脾气或行为失控：当你心烦意乱或乱发脾气时，

会发生什么？你是否大喊大叫？你是否会扇他人耳光，用拳猛击、咬或袭击他人？你是否会打碎或毁坏东西？

ii. 反应过度：当你心烦意乱或发脾气时，你知道生气的原因吗？哪种事情让你如此烦恼，以至于你觉得想要大喊大叫或打人？

iii. 发脾气间隙的持续性易怒或愤怒情绪：当你不大喊大叫或心烦意乱时，你内心感觉如何？你是否会通常感到不高兴、生气、易怒或悲伤？

b. 纳入标准：这些反应必定与儿童的发育水平不一致。

c. 排除标准：如果这些行为仅发生在重性抑郁障碍发作期间，或者可以用另一种精神障碍［如孤独症谱系障碍、创伤后应激障碍、分离焦虑障碍、持续性抑郁障碍（心境恶劣）］合理解释，则不予诊断。

d. 排除标准：如果症状源自物质使用的生理效应或另一种躯体疾病或神经系统疾病，则不予诊断。

e. 排除标准：如果一个孩子目前被诊断患有对立违抗性障碍、间歇性暴发性障碍或双相障碍，则不予诊断。

f. 替代性选择：如果在过去一年中，至少有一天孩子表现出异常高涨的情绪并符合躁狂发作的 3 个标准，则考虑可能患有双相障碍（见 DSM-5，第 123~154 页）。

焦虑障碍

DSM-5，第 189~233 页

筛查问题：在过去数月中，你是否常常担心生活中的很多事情？你是否很难控制或停止自己的担忧？惊恐发作是一种突然爆发的极度恐惧或焦虑。这种恐惧或焦虑源自忧郁或毫无原因，或者在你没有预料到的情况下出现。你是否经历反复发作的惊恐发作？这些经历是否给你的朋友或家人、在工作或其他场合带来过重大麻烦？

如果是，则询问：你能否确定让你感到非常焦虑或伤心的特定对象、地点或社会环境？

- 如果引发了特定恐怖症，则参考特定恐怖症的标准。
- 如果不是，则先参考惊恐障碍标准。然后，再参考广泛性焦虑障碍标准。

1. 特定恐怖症
   a. 纳入标准：要求在至少6个月的时间里，一个人经历了明显的恐惧、焦虑或回避，表现为以下3种症状。
      i. 特殊恐惧：你是否害怕某个特定的物体或情况，比如飞行、高处、动物或其他什么东西，以至于在它面前会让你立即感到害怕或焦虑？是什么让你感到恐惧？
      ii. 接触引起的恐惧或焦虑：当你遇到这种情况时，你是否会立即感受到恐惧或焦虑？对于儿童，可以询问，当你遇到这种情况时，你是否会哭闹、发脾气或紧紧抓着父母？
      iii. 回避：你是否发现自己在采取措施避免这种情况？这些措施是什么？当你必须面对这种情况时，你是否经历过强烈的恐惧或焦虑？
   b. 排除标准：恐惧、焦虑和回避并不局限于与强迫症相关的对象或情况、创伤性事件的暗示、与家庭或依恋对象的分离，或者社交场合。
   c. 修饰词。
      i. 标注。
         - 动物型。
         - 自然环境型。

- 血液 - 注射 - 损伤型。
- 情境性。
- 其他。

d. 替代性选择。

i. 如果一个人报告称在离开家或主要依恋对象时经历了情感发育不良和极度痛苦，或者表示持续担心主要依恋对象会受到伤害或已经死亡，致使其不愿意或拒绝离开家或主要依恋对象，则考虑患有分离焦虑障碍（完整标准见 DSM-5，第 190~191 页）。这种疾病的发病年龄在 18 岁之前。儿童和青少年满足诊断标准所需症状的最小持续时间是 4 周，但对成人来说至少是 6 个月。

ii. 如果一个人在特定社会环境中至少 1 个月持续不说话，从而干扰了其受教育或职业成就，则考虑患有选择性缄默症（完整标准见 DSM-5，第 195 页）。如果这种障碍源自缺乏发声的相关语言知识或不习惯用说话的方式表达，则不予诊断。如果交流障碍、孤独症谱系障碍或精神病性障碍能更好地解释这种障碍，则不予诊断。

iii. 如果一个人报告称至少 6 个月对公共交通、开放空间、在封闭空间内、排队或在人群中、或独自走出家门等情况感到明显异常的恐惧或焦虑，并且如果这些恐惧导致其主动避免这些情况，则考虑患有广场恐怖症（完整标准见 DSM-5，第 217~218 页）。

iv. 如果一个人报告称至少 6 个月对让其害怕的社交场合有明显的恐惧或焦虑，或者回避了这些社交场合。在这些社交场合下，他害怕被其他人观察或审视，这种恐惧与这些社会状况造成的实际威胁不相称，并且恐惧、焦虑或回避导致临床严重的抑郁或功能障碍，则考虑患有社交焦虑障碍（社交恐怖症）（完整标准见 DSM-5，第 202~203 页）。

2. 惊恐障碍

a. 纳入标准：反复出现惊恐发作，特征至少有以下症状中的4种。

i. 心悸、心跳剧烈或心率加快：当你经历这些突然的极度恐惧或不适时，你是否心跳加速或心跳剧烈？

ii. 出汗：在此期间，你是否发现自己比平时出汗更多？

iii. 颤栗或颤抖：在此期间，你是否颤抖或出现震颤？

iv. 感到呼吸短促或窒息：在此期间，你是否感到窒息或喘不过气来？

v. 感到窒息：在此期间，你是否感到窒息，好像有东西堵塞了你的喉咙？

vi. 胸痛或不适：在此期间，你是否感到胸部剧烈疼痛或不适？

vii. 恶心或腹部不适：在此期间，你是否觉得胃不舒服或想呕吐？

viii. 感到晕眩、不稳、头晕或昏厥：在此期间，你是否感到晕眩、头晕，或者可能昏厥？

ix. 发冷或发热：在此期间，你是否感觉很冷、发抖，或感觉很热？

x. 感觉异常：在此期间，你是否感觉麻木或刺痛？

xi. 现实解体或人格解体：在此期间，你是否感到熟悉的人或地方不真实，或觉得脱离了身体，就像站在身体外面看着自己一样?

xii. 害怕失去控制：在此期间，你是否知道你可能会失去控制，甚至“发疯”？

xiii. 恐惧死亡：在此期间，你是否害怕死亡?

b. 纳入标准：至少 1 次惊恐发作后，至少有 1 个月时间出现了下列症状之一。

i. 持续担心后果：你是否一直焦虑或担心有更多的惊恐发作? 你是否一直焦虑或担心这些发作意味着你会心脏病发作、失去控制或“发疯”？

ii. 避免惊恐发作的适应不良改变：为了避免惊恐发作，你是否在行为上有重大适应不良改变，比如避免不熟悉的情况或锻炼?

c. 排除标准：如果另一种精神障碍能更好地解释这种障碍，或者这种障碍源自物质使用的生理效应或另一种躯体疾病，则不予诊断。

d. 替代性选择。

i. 如果一个人报告称有上述惊恐发作，但对后果无持续担心，也无重大适应不良的行为变化来避免惊恐发作，则考虑采用惊恐发作的标准（见 DSM-5，第 214 页）。惊恐发作的标准可结合其他焦虑障碍，以及抑郁障碍、创伤后应激障碍和物质使用障碍的诊断标准。

3. 广泛性焦虑障碍

a. 纳入标准：要求有难以控制的过度焦虑和担心，在至少 6 个月的多数时间里，担心会发生许多事件或活动，至少与以下症状中的 3 种有关。

i. 焦躁不安：当你想到所焦虑或担心的事件或活动时，你是否经常感到不安、紧张或兴奋？
ii. 容易疲劳：你是否觉得自己经常容易疲劳？
iii. 难以集中注意力：当你焦虑或担心的时候，你是否经常发现很难集中注意力，或者发现你的大脑变得空白？
iv. 易怒：当你焦虑或担心时，你是否经常感到易怒或容易生气？
v. 肌肉紧张：当你焦虑或担心时，你是否经常感到肌肉紧绷或紧张？
vi. 睡眠障碍：你是否觉得难以入睡或保持睡眠状态，或者烦躁不安和睡眠质量不高？

b. 排除标准：如果精神障碍能更好地解释这种障碍，或者这种障碍源自物质使用的生理效应或另一种躯体疾病，则不予诊断。

c. 替代性选择。

i. 如果是物质使用直接导致发作，包括治疗精神障碍的处方药，则考虑患有物质 / 药物所致的焦虑障碍（完整标准见 DSM-5，第 226~227 页）。
ii. 如果是另一种躯体疾病直接导致焦虑和担心的症状，则考虑患有由其他躯体疾病所致的焦虑障碍（完整标准见 DSM-5，第 230 页）。
iii. 如果一个人有导致临床严重抑郁或功能障碍的焦虑障碍症状，但不符合另一种焦虑障碍的全部标准，则考虑患有未特定的焦虑障碍（见 DSM-5，第 233 页）。如果你想说明某人症状不符合特定焦虑障碍的全部标准的具体原因，则考虑其他特定的焦虑障碍（见 DSM-5，第 233 页）。例子包

括 *khyâl*（风症）、应激性神经症发作（神经紧张）以及不符合足够天数的广泛性焦虑障碍。

强迫及相关障碍

DSM–5，第 235~264 页

筛查问题： 你是否经常体验到不想要的画面、想法或冲动？为了避免或减少与这些不希望的画面、想法或冲动相关的痛苦，你是否觉得自己必须采取实际行动？

如果是，则询问： 这些经历或行为是否给你的朋友或家人，在工作或其他场合带来过重大麻烦？

- 如果是，则参考强迫症标准。
- 如果不是，则继续回答以关注躯体为重点的重复行为的筛查问题，这些问题按照以下强迫症的部分提出。

1. 强迫症

   a. 纳入标准：要求存在强迫思维、强迫行为或两者兼有，如以下症状所示。

      i. 强迫思维（通过两个问题确定）：当这些干扰画面、想法或冲动出现时，它们是否真的让你感到焦虑或苦恼？你是否必须努力工作来忽视或压制这些想法？

      ii. 强迫行为（通过两个问题确定）：有些人试图通过重复洗手或重复检查锁等某种动作，或通过数数、祈祷或反复念叨等心理行为来扭转烦恼想法。你是否也这样？你是否认为这样做会减轻痛苦或者阻止令你害怕的事情发生？

   b. 纳入标准：强迫症或强迫行为耽误时间（比如每天需要花 1 个多小时），或者会导致临床严重抑郁或功能障碍。

c. 排除标准。

i. 如果另一种精神障碍能更合理地解释强迫症或强迫行为，则不予诊断。如果强迫症状源自物质使用的生理效应或另一种躯体疾病，则不予诊断。

ii. 如果一个人报告称他的侵入性图像、想法或冲动让其感到愉悦，则不符合强迫症的标准。相反，考虑患有物质使用障碍、人格障碍和性欲倒错障碍。

iii. 如果一个人报告的侵入性图像、想法或冲动更多是涉及更真实世界的担忧，则考虑患有焦虑障碍。

d. 修饰词。

i. 标注。

- 伴良好或一般的自知力：如果一个人认识到其信念肯定或可能不真实，则适用。
- 伴差的自知力：如果一个人认识到其信念可能真实，则适用。
- 缺乏自知力 / 妄想信念：如果一个人完全相信其信念真实，则适用。
- 抽动障碍：如果一个人符合目前或终身慢性抽动障碍的标准，则适用。

e. 替代性选择。

i. 如果一个人报告称，侵入性图像、想法或冲动是以其身体为主，则考虑患有躯体变形障碍（完整标准见 DSM-5，第 242~243 页）。标准包括有进食障碍、重复性行为或心理行为的人因为先占观念。除了对其自身体重或体脂的关注外，还过度关注其外表的知觉缺陷，以应对对其外表的关注和临床严重抑郁或功能障碍。

ii. 如果一个人报告称，不管所有物的价值如何，他总是很难舍弃，则考虑患有囤积障碍（完整标准见 DSM-5，第 247 页）。标准包括保存物品的强烈冲动、丢弃物品带来的痛苦，以及大量所有物的囤积。这些物品将家里或工作场所弄得乱七八糟，且无法再使用其本身的功能。

iii. 如果是物质使用直接导致这种情况，包括治疗抑郁障碍的物质，则考虑患有物质 / 药物所致的强迫及相关障碍（完整标准见 DSM-5，第 257~258 页）。

iv. 如果是另一种躯体疾病直接导致疾病发作，则考虑是由于其他躯体疾病所致的强迫及相关障碍（完整标准见 DSM-5，第 260~261 页）。

v. 如果一个人有强迫及相关障碍的症状，这些症状导致临床上严重抑郁或功能障碍，但又不符合另一种强迫及相关障碍的全部标准，则考虑患有未特定的强迫及相关障碍（见 DSM-5，第 264 页）。如果你想说明某人症状不符合特定强迫及相关障碍的全部标准的具体原因，则考虑患有其他特定的强迫及相关障碍（见 DSM-5，第 263~264 页）。这些例子包括聚焦于躯体的重复性行为障碍、强迫性嫉妒和缩阳症。

2. 聚焦于躯体的重复性行为障碍

a. 纳入标准：DSM-5 包括两种情况：拔毛癖（拔毛障碍）和抓痕障碍（皮肤搔抓障碍），标准几乎相同。两种诊断都要求有以下 3 种症状。

i. 行为：你是否经常拔毛或抓伤皮肤，导致脱发或皮肤损伤？

ii. 反复尝试改变：你是否一再尝试减少或停止这种行为？

iii. 功能方面的损害：这种行为是否让你感到羞愧或失控？你是否因为这些行为而逃避工作或社交？

b. 替代性选择。

i. 如果这种行为源自另一种躯体疾病，可用另一种精神障碍更合理地解释，或者源自物质使用，则不应该诊断为拔毛障碍或者抓痕障碍。

创伤及应激相关障碍

DSM-5，第 265~290 页

筛查问题：你遇到过最糟糕的事情是什么？你是否曾经历或目睹过一起事件，在其中受到严重伤害或生命受到威胁，或者你认为自己将要受到严重伤害或将身陷危险？

如果是，则询问：你是否想过或重新体验这些事件？对这些经历的思考是否给你的朋友或家人在工作或其他场合带来过重大麻烦？

- 如果是，则参考创伤后应激障碍标准。
- 如果一个孩子回答否，但是他的家人或看护人报告称他的主要依恋对象受到了干扰，则参考反应性依恋障碍标准。

1. 创伤后应激障碍

a. 纳入标准：要求接触到实际死亡或死亡威胁、严重伤害或性侵。接触可以是直接接触，也可以是目击。此外，一个人在经历创伤后至少 1 个月内必须要经历以下至少 1 种侵入性症状。

i. 记忆：在那次经历之后，当你不想想起的时候，你是否有过对那次经历的侵入性记忆？对儿童来

    说，可以通过游戏重复再现。你是否会在你玩玩具或洋娃娃，或者在做游戏的时候重复再现这种经历？

    ii. 做梦：你是否经常做与这次经历相关的痛苦的梦？对儿童来说，只要做过内容不明且可怕的梦即可。你是否经常做一些你无法回忆或描述的可怕的梦？

    iii. 闪回：在那次经历之后，你有没有感觉到它再次发生在你身上，就像以回忆的方式让事件再次发生一样？对儿童来说，可以在他们的游戏中观察到。

    iv. 暴露痛苦：当你身边有让你想到那次经历的人、地方和物品时，你是否会感到紧张或长时间痛苦？

    v. 生理反应：当你想到或你身边有让你想到那次经历的人、地方和物品时，你是否会有痛苦的生理反应？

b. 纳入标准：此外，一个人在经历创伤后至少1个月内必须经历以下至少1种回避症状。

    i. 内在提醒：你是否在努力回避联想到这段经历的想法、感觉或躯体感受？

    ii. 外在提醒：你是否在努力回避联想到这段经历的人、地方或物体？

c. 纳入标准：此外，一个人至少1个月内必须经历以下至少2种阴性症状。

    i. 记忆受损：你是否难以记起这段经历的重要部分？

    ii. 负面自我形象：你是否经常产生对自己、他人或世界的消极想法？

iii. 自责：即使你知道自己或他人没有责任，你是否经常为自己的经历怪罪自己或他人？

iv. 消极情绪状态：你是否在大部分时间里都感到沮丧、愤怒、羞愧或恐惧？

v. 参与减少：你是否对过去参加的活动不感兴趣？

vi. 疏离：你是否因为这种经历而感到与生活中的人隔绝或疏远？

vii. 无法体验积极的情绪：你是否发现不能感到快乐、被爱或满足？你是否觉得麻木或觉得你不能去爱？

d. 纳入标准：此外，一个人必须有至少 2 种以下警觉行为。

i. 易怒或好斗：你是否经常表现得很暴躁或变得咄咄逼人？

ii. 鲁莽：你是否经常表现得鲁莽或有自毁倾向？

iii. 过度警惕：你是否总是处于紧张状态？

iv. 对惊吓反应过度：你是否容易受到惊吓？

v. 注意力下降：你是否难以集中注意力处理一项任务或问题？

vi. 睡眠障碍：你是否经常难以入睡或保持睡眠，或者是否经常醒来后感觉没有休息好？

e. 排除标准：发作不是直接源自物质使用或另一种躯体疾病。

f. 修饰词。

i. 亚型。

- 伴分离症状，人格解体或现实解体。
- 6 岁及以下儿童的创伤后应激障碍：仅限 6 岁

以下，经历过创伤、目睹过创伤，或者了解到父母或其他看护人经历过创伤的儿童（完整标准见 DSM - 5，第 272~274 页）。

ii. 标注。

- 伴延迟性表达：如果一个人直到经历创伤至少 6 个月后才表现出所有诊断标准，则适用。

g. 替代性选择。

i. 如果发作持续不到 1 个月，并且经历发生在过去 1 个月内，并且此人经历了至少 9 种上述创伤后症状，则考虑患有急性应激障碍（完整标准见 DSM-5，第 280~281 页）。

ii. 如果在经历创伤后的 3 个月内发作，并且此人不符合创伤后应激障碍的症状和行为标准，则考虑患有适应障碍（完整标准见 DSM-5，第 286~287 页）。标准包括与急性应激源不相称的明显痛苦，无论此种痛苦是创伤性的还是非创伤性的，以及严重功能损伤。

iii. 如果一个人有创伤及应激相关障碍的症状，这些症状导致临床严重抑郁或功能障碍，但又不符合特定障碍的全部标准，则考虑患有未特定的创伤及应激相关障碍（见 DSM-5，第 290 页）。如果你想说明某人症状不符合特定创伤及应激相关障碍的全部标准的具体原因，则考虑患有其他特定的创伤及应激相关障碍（见 DSM-5，第 289 页）。这些例子有持续性，如复杂丧痛障碍和适应障碍，伴症状延迟发作，在应激源出现后 3 个月以上才出现。

2. 反应性依恋障碍

a. 纳入标准：要求孩子在 5 岁前极度缺少照顾，导致了以下 2 种行为。

   i. 几乎不或很少寻求安慰：当你感到愤怒、沮丧或悲伤时，你是否很少从别人那里寻求安慰？

   ii. 对安慰几乎没有或很少有反应：当你感到非常生气、沮丧或悲伤，有人对你说了安慰的话，好话或做了好事，你是否觉得只是感觉好了一点？

b. 纳入标准：至少需要以下 2 种状态的持续体验。

   i. 对他人相对缺少社会或感情回应：当你和其他人互动时，你的回应是否通常会没有感觉或感情？

   ii. 有限的积极影响：你是否通常会觉得很难兴奋、自信和快乐？

   iii. 不明原因的易怒、悲伤或恐惧发作，这在与看护人的无威胁互动中很明显：当与对你没有威胁的成年看护人在一起时，你是否经常变得易怒、悲伤或害怕？

c. 纳入标准：至少需要以下 1 种状态的持续体验。

   i. 社会忽视或社会剥夺感，表现为对安慰、刺激和情感的基本情感需求持续得不到满足。

   ii. 主要看护人的反复变更限制了形成稳定依恋关系的机会。

   iii. 在特殊环境中抚养，严重限制了形成选择性依恋关系的机会。

d. 排除标准。

   i. 如果孩子的发育年龄不超过 9 个月，则不予诊断。

   ii. 如果孩子符合孤独症谱系障碍的标准，则不予诊断。

e. 修饰词。

i. 标注。

- 持续性：当出现障碍症状超过 12 个月时，则适用。

ii. 严重程度：当一个孩子符合障碍的所有症状，且每个症状都表现为相对较高的水平，则程度为特别严重。

f. 替代性选择：如果有极度缺少照顾经历的幼儿表现出极度不安的外化行为，考虑为脱抑制性社会参与障碍（完整标准见 DSM-5，第 268~269 页）。标准至少包括以下 2 种症状：在与陌生成年人的互动中缺少含蓄感，过分亲密的语言或身体行为，冒险离开后很少告知成年看护人，以及很少或毫不犹豫地随陌生成年人心甘情愿地离开。

分离障碍

DSM–5，第 291~307 页

筛查问题：每个人有时候都会忘记事情，但是你是否曾经耽误时间，忘记关于自己的重要细节，或者发现你参加过但无法回忆起的事件的证据？你是否曾感到自己熟悉的人或地点不真实，或觉得脱离了身体，就像站在自己身体的外面或在看着自己一样？

如果是，则询问：这些经历是否给你的朋友或家人，在工作或其他场合带来过重大麻烦？

- 如果遗忘症占主导地位，则参考分离性遗忘症标准。
- 如果人格解体或现实解体占主导地位，则参考人格解体 / 现实解体障碍标准。

1. 分离性遗忘症

a. 纳入标准：要求除了普通遗忘之外，还不能回忆起重要的个人信息，至少有下列症状中的 1 种。

i. 局限性或选择性遗忘：你是否发现自己无法回忆起你生活中的一个或多个特定事件，尤其是那些真正令你感觉痛苦的甚至创伤事件？

ii. 普遍性遗忘：你是否发现自己无法回忆起你生命历程中的重要时刻或确认（表明）你身份的详细内容？

b. 排除标准。

i. 如果用分离性身份障碍、创伤后应激障碍、急性应激障碍、躯体症状障碍、重度或轻度认知障碍能更好地解释这种症状，则不予诊断。

ii. 如果症状是由物质使用的生理效应或神经系统疾病或另一种躯体疾病引起的，则不予诊断。

c. 修饰词。

i. 标注。

- 伴分离性漫游：当一个人有目的地出游或因为失忆而糊里糊涂地游荡时，则适用。

d. 替代性选择。

i. 如果一个人报告称不清楚自己的身份，其特征是拥有 2 种或以上不同的人格状态或附体经历，导致了临床上的严重抑郁和功能障碍，则考虑患有分离性身份障碍（完整标准见 DSM-5，第 292 页）。这些标准包括回忆中反复出现的空白，这些空白与通常的遗忘和分离性体验不一致，分离性体验既不属于广泛接受的文化或宗教活动的正常部分，也不是由物质使用的生理效应或另一种躯体疾病引起的。

2. 人格解体 / 现实解体障碍

a. 纳入标准：要求至少有 1 种以下症状。

   i. 人格解体：你是否经常感到不真实或疏离感，就像你是你的思想、想法、感情、感觉、躯体或整个自我的外部观察者一样？

   ii. 现实解体：你是否经常有不真实的体验或与周围环境分离，就像你经常感到人或地点不真实、就像梦一样，模糊、死气沉沉或视觉扭曲？

b. 纳入标准：需要进行完整的现实验证。在这些经历中，你能否把这些经历和真实事件（你周围发生的事）区分开来？

c. 排除标准。

   i. 如果症状是由物质使用的生理效应或另一种躯体疾病引起的，则不予诊断。

   ii. 如果人格解体或现实解体仅作为另一种精神障碍的症状出现，或者在另一种精神障碍发作的过程中出现，则不予诊断。

d. 替代性选择。

   i. 如果一个人正在经历某种疾病，其中最突出的症状是记忆缺失，但不符合特定疾病的标准，则考虑患有其他特定或未特定的分离障碍（见 DSM-5，第 306~307 页）。这些例子包括身份识别和记忆的阈限以下分离障碍、混合性分离症状的慢性和反复综合征、由长期的和强烈的胁迫性说服所致的身份紊乱、对应激事件的急性分离性反应、不符合谵妄或精神障碍标准以及分离性附身症的人具有的急性精神疾病状态，伴随分离性症状，以及分离性附身症。

躯体症状及相关障碍

DSM-5，第 309~327 页

筛查问题：你是否比大多数人都关心自己的身体健康？你是否比大多数人多病？

如果是，则询问：这些经历是否会严重影响你的日常生活？

如果是，则询问：担心你的症状与担心你的健康和生病的可能性，哪种让你觉得更糟糕？

- 如果担心症状占主导地位，则参考躯体症状障碍标准。
- 如果担心生病占主导地位，则参考疾病焦虑障碍标准。

1. 躯体症状障碍
    a. 纳入标准：要求有至少 1 种令人痛苦的躯体症状。你是否经历过让你感到焦虑或痛苦的症状？这些症状是否会严重扰乱你的日常生活？
    b. 纳入标准：要求至少有以下想法、感受或行为中的 1 种，通常至少持续 6 个月。
        i. 不合理的想法：你的健康问题有多严重，你是否经常考虑这些问题？
        ii. 持续高度焦虑：你是否持续感到高度焦虑或担心你的健康问题？
        iii. 过度投入：你是否发现自己在健康方面投入了比你希望投入的更多的时间和精力？
    c. 修饰词。
        i. 标注。
            - 极度疼痛。
            - 持续性。
        ii. 严重程度。
            - 轻度：（a）中规定的症状之一。

- 中度：（a）中规定的2种或以上症状。
- 重度：（a）中规定的2种或以上症状以及多种躯体症状（或一种非常严重的躯体症状）。

d. 替代性选择。

i. 如果一个人关注的是身体功能的丧失，而不是某一特定症状引起的痛苦，则考虑患有转换障碍（功能性神经症状障碍）（完整标准见DSM-5，第318~319页）。这种疾病的标准包括影响随意运动或感觉功能的症状或缺陷、证明这些症状或缺陷与公认的医学或神经系统疾病不相符的临床证据，以及社会或职业功能严重受损。

ii. 如果一个人有记录在案的精神障碍以外的躯体疾病，但行为或心理因素通过延迟恢复、降低依从性、明显增加健康风险或影响潜在的发病机制而对其健康状况产生不利影响，则考虑影响其他躯体疾病的心理因素（完整标准见DSM-5，第322页）。

iii. 如果一个人伪造躯体或心理迹象或症状，或故意引发伤害或疾病，或以欺骗方式向他人展示自己生病、受损或受伤，可考虑患有对自身的做作性障碍（完整标准见DSM-5，第324页）。为了符合此标准，即使没有明显的外部奖励，此人也需要表现出这些行为。不能用另一种精神障碍，如精神病性障碍，更好地解释这些症状。

iv. 如果一个人伪造生理或心理症状或体征，或故意引发伤害或疾病，或以欺骗方式向他人展示某人生病、受损或受伤，可考虑患有对他人的做作性障碍（完整标准见DSM-5，第324页）。诊断是给施虐者而不是受害者，为了符合标准，即使没有突出的外部奖励，也可能有相应行为，并且不能用精神病性障碍等另一种精神障碍更好地解释这些症状。

2. 疾病焦虑障碍

a. 纳入标准：要求在至少 6 个月内出现以下所有症状，并且没有躯体症状。

i. 先占观念：你是否发现自己无法停止思考患有严重疾病？

ii. 焦虑：你是否感到高度焦虑或担心患有严重疾病？

iii. 相关行为：这些担忧是否影响了你的行为？有些人发现自己经常检查身体确认是否有疾病迹象，经常阅读疾病方面相关书籍，或者避开人群、地点或物体来预防疾病。你发现自己是否在做这些事情，或者类似的事情？

b. 排除标准：如果能用另一种精神障碍更合理地解释这些症状，则不予诊断。

c. 修饰词。

i. 亚型。

- 寻求照顾型。
- 回避照顾型。

ii. 病程。

- 短暂。

d. 替代性选择。

i. 如果一个人有躯体症状障碍的症状特征，这些症状导致临床严重抑郁或功能障碍，但又不符合特定躯体症状及相关障碍的全部标准，则考虑患有未特定的躯体症状及相关障碍（见 DSM-5，第 327 页）。如果你想说明不符合全部标准的具体原因，考虑其他特定的躯体症状及相关障碍（见 DSM-5，第 327 页）。在其他规定类别中，其他情况的例子包括短暂躯体症状障碍、短暂疾病焦虑障碍、无与健康相关的过度行为的疾病焦虑障碍和假孕。

喂食及进食障碍

DSM–5，第 329~354 页

筛查问题： 你如何看待自己的外貌？你是否大量限食或避免食用特定食物，以致对你的健康或体重造成不利影响？

如果是，则询问： 当你审视自己时，体形或体重是否是你最关注的事情？

- 如果是，则参考神经性厌食标准。
- 如果不是，则参考回避性 / 限制性摄食障碍标准。

1. 神经性厌食
    a. 纳入标准：要求有以下 3 种症状。
        i. 能量限制导致体重明显降低，并根据年龄、发育轨迹、身体健康和性别对体重进行调整：你是否会限制吃的食物以达到低体重？你最轻的时候有多重？你现在的体重是多少？
        ii. 害怕体重增加或阻止体重增加的行为：你是否经历过对体重增加或变胖的强烈恐惧？是否有过这些时候：体重已经很轻时，还是在做一些阻止体重增加的事情？
        iii. 对体重或体形的体验障碍：你如何体验自己的体

重和体形情况？你认为体重过低会怎样影响身体健康？

b. 修饰词。

i. 亚型。

- 限制型：当一个人报告称在过去 3 个月内没有反复发作暴饮暴食或服用泻药情况时，则适用。
- 暴食 / 清除型：当一个人报告称在过去至少 3 个月内反复发作暴饮暴食或服用泻药时，则适用。

ii. 标注。

- 部分缓解。
- 完全缓解。

iii. 严重程度［基于体重指数（BMI）］

- 轻度：BMI ≥ 17 kg/m^2。
- 中度：BMI 16~16.99 kg/m^2。
- 重度：BMI 15~15.99 kg/m^2。
- 极重度：BMI < 15 kg/m^2。

c. 替代性选择。

i. 如果一个人报告称经常暴饮暴食，经常出现不适当的补偿性行为以防止体重增加（例如，滥用泻药或其他药物、催吐、过度运动），以及自我形象过度受到体形或体重的影响，则考虑患有神经性贪食（完整标准见 DSM - 5，第 345 页）。诊断要求暴饮暴食和补偿性行为平均每周至少发生 1 次，持续 3 个月。如果暴饮暴食和补偿性行为仅发生在神经性厌食发作期间，则不予诊断。

ii. 如果一个人反复发作暴饮暴食，特点是在类似情况下，在类似时间内吃的食物量比大多数人吃的都多，并且在发作期间感觉对进食缺乏控制这2点，则考虑患有暴食障碍（完整标准见DSM-5，第350页）。暴饮暴食与以下至少3个因素有关：吃得比正常情况快得多、进食直到感觉不舒服、在不饿的时候吃大量食物、因吃得太多感到尴尬所以选择独自进食、暴饮暴食后感到厌恶、沮丧或非常内疚。要诊断为暴食障碍，一个人必须对暴饮暴食感到明显痛苦，并且必须平均每周至少发生1次暴饮暴食，持续3个月。最后，暴饮暴食不能只发生在神经性厌食或神经性贪食期间。

2. 回避性/限制性摄食障碍
    a. 纳入标准：要求在进食或喂食方面有严重困扰，表现为持续无法满足与以下至少1项相关的适当营养和（或）能量需求。
        i. 体重明显下降：你是否避免吃某些食物或者限制饮食，以至于严重影响你的体重？你是否因此经历了明显的体重减轻？对于儿童而言：你是否避免或限制食物，以至于没有以期望的速度生长？
        ii. 严重营养不良：你是否避免或限制食物摄入，已严重影响了健康，出现了严重营养不良？
        iii. 依赖肠道喂养或口服营养补充剂：你是否避免或限制食物摄入，以至于依赖胃管喂食或口服营养补充剂来维持营养？
        iv. 严重影响心理社会功能：避免或限制食物摄入是否已削弱了你参与日常社交活动的能力，或者使你很难建立或维持关系？当有食物时，你是否能和其他人一起吃饭或参加社交活动？

b. 排除标准：如果进食障碍能用缺乏食物或相关文化认可的做法更好地解释，或者饮食习惯与身体形象扭曲有关，则不予诊断。

c. 排除标准：如果进食障碍的原因是另一种躯体疾病，或可用另外一种精神障碍更好地解释，则不予诊断。

d. 替代性选择。

 i. 如果一个人持续食用非食用性物质至少 1 个月，则考虑患有异食癖（见 DSM-5，第 329~330 页）。食用无营养的非食用性物质必定不利于发育，并且不能成为社会文化所支持的或社会规范所允许的做法的一部分。

 ii. 如果一个人在至少 1 个月的时间内反复反刍食物，则考虑患有反刍障碍（完整标准见 DSM-5，第 332 页）。对于这种诊断，要求反刍的发生不是由相关的胃肠道状况或其他躯体疾病引起的，并且反刍不能仅发生在神经性厌食、神经性贪食、暴食障碍或回避性 / 限制性摄食障碍期间。

 iii. 如果一个人在喂食和进食中有非典型的、混合的或饮食合理阈值以下的障碍，或者如果你缺乏足够信息来做出更具体的诊断，则考虑患有其他特定或未特定的喂食及进食障碍（见 DSM-5，第 353~354 页）。DSM-5 允许将此类别用于未正式纳入的特定综合征，如清除障碍和夜间进食综合征。

排泄障碍

DSM-5，第355~360页

筛查问题：你是否屡次将尿液或粪便排到自己的衣物、床、地面或其他不适当的地点？

- 如果为排尿问题，则参考遗尿症标准。
- 如果为排便问题，则参考遗粪症标准。

1. 遗尿症
   a. 纳入标准：除了故意或不自觉地反复排尿到床上或衣服上之外，还需要达到以下频率。
      i. 每周至少发生2次，持续至少3周：这种情况是否每周至少发生2次？是否连续发生了3周？
   b. 排除标准。
      i. 如果年龄不超过5岁，或者处于相当的发育年龄，则不予诊断。
      ii. 如果这种行为是由某种物质使用或另一种躯体疾病通过便秘因素以外机制产生的生理效应所引起的，则不予诊断。
   c. 修饰词。
      i. 仅限夜间。
      ii. 仅限日间。
      iii. 在夜间和日间。
2. 遗粪症
   a. 纳入标准：除了故意或不自觉地在不适宜的地方（如衣服或地板）反复排便以外，还需要达到以下频率。
      i. 至少每月发生，至少连续3个月：这种情况是否每月至少发生1次？是否连续发生了3个月？
   b. 排除标准。

   i. 如果年龄不超过 4 岁，或者处于相当的发育年龄，则不予诊断。
   ii. 如果这种行为是由某种物质使用的生理效应或另一种躯体疾病通过便秘因素以外机制产生的生理影响所引起的，则不予诊断。

c. 修饰词。
   i. 伴便秘或溢出性失禁。
   ii. 无便秘或溢出性失禁。

d. 替代性选择。
   i. 如果一个人有导致临床上严重抑郁或功能障碍的排泄障碍症状，但不符合另一种排泄障碍的全部标准，则考虑患有未特定的排泄障碍（见 DSM-5，第 360 页）。如果你想说明不符合全部标准的具体原因，考虑其他特定的排泄障碍（见 DSM-5，第 359 页）。

睡眠 – 觉醒障碍

DSM-5，第 361~422 页

筛查问题：你是否常常睡眠不足或睡眠质量不佳？或者，你是否经常感到过度嗜睡？你是否经常经历无法抗拒的睡眠需求或者突然陷入沉睡？你或者与你共睡之人是否注意到你在睡眠中存在任何不寻常的行为？你或者与你共睡之人是否注意到你在睡眠中呼吸暂停或喘气？

- 如果对睡眠时间或睡眠质量的不满意占主导地位，则参考失眠障碍标准。
- 如果过度睡眠占主导地位，则参考嗜睡障碍标准。
- 如果无法抑制的睡眠需求或突然进入睡眠状态占主导地位，则参考发作性睡病标准。

- 如果不寻常的睡眠行为（异态睡眠）占主导地位，则参考不宁腿综合征标准。
- 如果睡眠呼吸问题占主导地位，则参考阻塞性睡眠呼吸暂停低通气标准。

1. 失眠障碍
    a. 纳入标准：要求对睡眠时间或睡眠质量不满意，每周至少 3 晚，持续至少 3 个月，表现为以下至少 1 种症状。
        i. 入睡困难：你是否经常难以入睡？对于儿童而言：如果没有父母或其他人的帮助，你是否经常难以入睡？
        ii. 难以保持睡眠：睡着后，当不想醒来的时候，你是否经常醒来？醒来后，你是否经常难以再次入睡？对于儿童而言：如果在想睡的时候醒来，你是否需要父母或其他人的帮助才能重新入睡？
        iii. 清晨醒来：你是否经常比期望醒得更早，并发现自己无法入睡？
    b. 纳入标准：尽管有充足的睡眠机会，睡眠困难仍会出现。
    c. 排除标准：如果失眠仅发生在另一种睡眠 - 觉醒障碍期间或能用该种障碍更好地解释，或归因于某种物质使用的生理效应，或能用共存的精神障碍或躯体疾病更好地解释，则不予诊断。
    d. 修饰词。
        i. 标注。
            - 伴非睡眠障碍的精神合并症，包括物质使用障碍。

- 伴其他躯体合并症。
- 伴其他睡眠障碍。

ii. 病程。

- 阵发性。
- 复发性。
- 持续性。

e. 替代性选择。

i. 如果一个人经历了持续或反复的睡眠中断，导致过度嗜睡、失眠或两者兼有，并且这种中断主要是由于生物钟的改变，或者是由于内源性生理节奏与此人的物理环境或社会 / 职业日程要求的睡眠 - 觉醒时间表之间存在不一致，则考虑患有昼夜节律睡眠 - 觉醒障碍（完整标准以及多种亚型见 DSM-5，第 390~391 页）。睡眠障碍一定会导致临床严重的痛苦或功能障碍。

ii. 如果物质使用、中毒或戒断与失眠有病因上的关联，则考虑患有物质 / 药物所致的睡眠障碍、失眠型（完整标准以及多种亚型见 DSM-5，第 413~415 页）。这种紊乱不能用谵妄，一种非物质使用诱发的睡眠障碍，或者通常与中毒或戒断综合征相关的睡眠症状更好地解释。这种障碍必定引起严重的痛苦或功能障碍。

iii. 如果一个人符合失眠障碍的所有诊断标准，但持续时间不到 3 个月，则考虑患有未特定的失眠障碍（见 DSM-5，第 420~421 页）。该诊断仅限于会产生严重的痛苦或功能障碍的失眠症状。如果你想说明某人症状不符合特定睡眠障碍的全部标准的具体原因，则考虑患有其他特定的失眠障碍（见 DSM-5，第 420 页）。

2. 嗜睡障碍

 a. 纳入标准：要求每周至少 3 次过度嗜睡，持续至少 3 个月，尽管主要睡眠时间持续至少 7 小时，导致严重的痛苦或功能障碍。过度嗜睡表现为以下至少 1 种症状。

  i. 睡眠的复发性时间：你是否经常在同一天中有几段睡眠？

  ii. 长时间无恢复精神效果的睡眠发作：你是否经常有睡眠发作，持续至少 9 小时，但睡眠并没有使你恢复精神或体力？

  iii. 睡眠惯性：你是否经常难以彻底清醒？醒来后，你是否经常感到昏昏沉沉，或者发现很难从事原本简单的任务或活动？

 b. 排除标准：如果过度嗜睡仅发生在另一种睡眠障碍期间，能用另一种睡眠障碍更好地解释，或者归因于某种物质使用的生理效应，则不予诊断。

 c. 修饰词。

  i. 标注。

   - 伴精神障碍，包括物质使用障碍。
   - 伴躯体疾病。
   - 伴其他睡眠障碍。

  ii. 病程。

   - 急性：当持续时间不超过 1 个月时，则适用。
   - 亚急性：当持续时间为 1~3 个月时，则适用。
   - 持续性：当持续时间超过 3 个月时，则适用。

  iii. 严重程度。

   - 轻度：1~2 天 / 周难以维持日间清醒。

- 中度：3~4 天 / 周难以维持日间清醒。
- 重度：5~7 天 / 周难以维持日间清醒。

d. 替代性选择：如果物质使用、中毒或戒断与日间嗜睡有病因上的关联，则考虑患有物质 / 药物所致的睡眠障碍、日间睡意型（完整标准以及多种亚型见 DSM-5，第 413~415 页）。这种紊乱不能用谵妄、一种非物质诱发的睡眠障碍，或者通常与中毒或戒断综合征相关的睡眠症状进行更好地解释。这种障碍必定引起严重的痛苦或功能障碍。

3. 发作性睡病

a. 纳入标准：要求在过去 3 个月内，每周至少有 3 次不可抑制的睡眠需求或入睡，同时至少有以下 1 种症状。

i. 猝倒发作。

- 对于长期发作性睡病患者：1 个月至少有几次，你是否发现在大笑或开玩笑之后，身体两侧突然失去肌张力，但仍然保持清醒？
- 对于儿童或患上发作性睡病不超过 6 个月的成人：一个月至少有几次，你是否发现自己突然做鬼脸、张大嘴巴伸出舌头，或者全身肌张力丧失？

ii. 下丘脑分泌素缺乏：使用脑脊液下丘脑分泌素-1（CSF-1）免疫反应值测得。

iii. 夜间多导睡眠图显示，快速眼动（REM）睡眠潜伏期不超过 15 分钟，或者多次睡眠潜伏期测试显示平均睡眠潜伏期不超过 8 分钟，且不低于入睡 REM 期。

b. 修饰词。

i. 亚型。

- 无猝倒发作性睡病但伴下丘脑分泌素缺乏。
- 猝倒发作性睡病但无下丘脑分泌素缺乏。
- 常染色体显性小脑共济失调、耳聋和发作性睡病。
- 常染色体显性发作性睡病、肥胖症和2型糖尿病。
- 继发于其他躯体疾病的发作性睡病。

ii. 严重程度。

- 轻度：不频繁的猝倒（每周不超过1次），每天只需要小睡一两次，夜间睡眠不太受影响。
- 中度：每天或每隔几天猝倒一次，夜间睡眠受影响，每天需要多次小睡。
- 重度：耐药性猝倒，每天发作多次，几乎持续嗜睡，夜间睡眠受影响（即辗转、失眠和做生动的梦）。

4. 阻塞性睡眠呼吸暂停低通气
   a. 纳入标准：要求在睡眠期间反复出现上气道梗阻。必须有多导睡眠图证据证明每小时睡眠至少有5次气道阻塞性呼吸暂停或呼吸不足，并伴有下列症状之一。
      i. 夜间呼吸紊乱：*你是否经常打鼾、鼻息重、气喘吁吁或者睡觉时呼吸暂停，并打扰到同伴？*
      ii. 白天困倦、疲劳或无恢复精神效果的睡眠：*当有机会睡觉时，你第二天醒来时是否仍然感到无力、困倦或疲倦？*
   b. 纳入标准：或者，不论伴随的症状如何，可以根据每小时睡眠出现15次或以上的气道阻塞性呼吸暂停或呼吸不足的多导睡眠图做出诊断。
   c. 修饰词。

i. 严重程度。
- 轻度：当一个人的呼吸暂停低通气指数小于15时，则适用。
- 中度：当一个人的呼吸暂停低通气指数在15~30时，则适用。
- 重度：当一个人的呼吸暂停低通气指数大于30时，则适用。

d. 替代性选择。

i. 如果一个人在多导睡眠图检查中，表现出每小时睡眠出现5次或以上中枢神经性睡眠呼吸暂停，并且这种暂停不能用另一种目前的睡眠障碍更好地解释，则考虑患有中枢性睡眠呼吸暂停（完整标准见DSM-5，第383~384页）。

ii. 如果一个人在多导睡眠图检查中，表现出与动脉血氧饱和度降低和（或）二氧化碳水平升高相关的呼吸短促，并且这种症状不能用另一种目前的睡眠障碍更好地解释，则考虑患有睡眠相关的通气不足（完整标准见DSM-5，第387页）。这种疾病通常与失调或神经疾病、肥胖、用药或物质使用障碍有关。

5. 不宁腿综合征

a. 纳入标准：要求有移动腿部的冲动，通常伴随有此症状或为了缓和腿部不舒服与不适的感觉而出现移动腿部的举动，每周至少3次，持续至少3个月，表现为以下<u>所有</u>症状。

i. 有移动双腿的冲动：当睡着的时候，你是否经常感到腿部不舒服或不适？你是否经常有移动双腿的冲动？

ii. 随着运动而缓解：通过移动你的腿部是否部分或完全缓解了不适感？
iii. 夜间情况恶化：一天中有多少次你最能感受到有移动双腿的冲动？傍晚或晚上是否比白天的情况更糟糕？

b. 排除标准。
   i. 如果这些症状可归因于躯体疾病或物质使用的生理效应，或可用另一种精神障碍或行为状况更合理地解释，则不予诊断。

c. 替代性选择。
   i. 如果一个人从睡眠中经历反复发作的不完全觉醒，在这种情况下，他经历了突然而可怕的惊醒（夜惊），或者从床上起来走动（睡行），这些症状通常出现在主要睡眠阶段的前 1/3 的时间内，则考虑患有非快速眼动睡眠唤醒障碍（完整标准见 DSM-5，第 399 页）。障碍发作时，这个人很少或者根本没有梦境。这个人对这次发作存在记忆缺失，或对其他人的努力相对没有任何反应。
   ii. 如果一个人反复做极度烦躁不安和记忆深刻的梦，并在从这些烦躁不安的梦中醒来后迅速变得神志清醒，则考虑患有梦魇障碍（完整标准见 DSM-5，第 404 页）。梦魇障碍会导致临床严重的痛苦或功能损害。烦躁不安的梦并非发生在另一种精神障碍发作期间，也不是因物质 / 药物使用或另一种躯体疾病而致的生理效应。
   iii. 如果一个人反复经历与发生和（或）复杂运动行为相关的睡眠唤醒事件，足以导致他本人或床伴受伤，考虑患有快速眼动睡眠行为障碍（完整标准见 DSM-5，第 407~408 页）。这些行为发生在快速眼动睡眠期间，通常发生在入睡 90 分钟以后。醒来后，这个人完全清醒。对此的诊断需要提供证明 REM 睡眠障碍的多导睡眠图，或者是证明此行为有害、可能有害或破坏性的证据之一。

iv. 如果物质或药物使用、中毒或戒断与异态睡眠有病因上的关联，则考虑患有物质 / 药物所致的睡眠障碍、异常睡眠型（完整标准以及多种亚型见 DSM-5，第 413~415 页）。这种紊乱不能用谵妄，一种非物质使用诱发的睡眠障碍，或者通常与中毒或戒断综合征相关的睡眠症状更好地解释。这种障碍一定会引起严重的痛苦或功能损害。

v. 如果一个人在睡眠和清醒时有非典型、混合或阈下障碍，则考虑患有其他特定或未特定的睡眠 - 觉醒障碍（见 DSM-5，第 421~422 页）。

性功能失调

DSM-5，第 423~450 页

筛查问题：你对性爱的兴趣是否比平常降低，或有性功能失调？

如果是，则询问：这些经历是否持续了至少 6 个月，给你带来了严重的痛苦或功能损害？

- 如果对性不感兴趣占主导地位，女性则参考女性性兴趣 / 唤起障碍标准，男性则参考男性性欲低下障碍标准。
- 如果性行为困难占主导地位，女性则参考女性性高潮障碍，男性则参考勃起障碍。

1. 勃起障碍

   a. 纳入标准：要求几乎所有性行为或所有性行为至少出

现下列 1 种症状，持续至少 6 个月。

i. 难以获得：在性行为期间，你是否注意到勃起有明显的困难？

ii. 难以保持：在性行为结束之前，你维持勃起是否有明显的困难？

iii. 影响性行为的硬度降低：你是否经历过勃起硬度降低，以致影响到性行为？

b. 排除标准：如果一个人的性功能失调可以用非性功能的精神障碍、严重关系困扰或另一重大应激源，或者源自某种物质 / 药物使用或其他躯体疾病的影响来更好地解释，则不予诊断。

c. 修饰词。

i. 亚型。

- 广泛性：不限于特定类型的刺激、情境或伴侣。
- 情境性：仅限于特定类型的刺激、情境或伴侣。

ii. 标注。

- 终身性：自有性冲动以来就存在。
- 获得性：在一段时间较为正常的性功能后才出现的障碍。

iii. 严重程度。

- 轻度：症状为轻微不适的证据。
- 中度：症状为中度不适的证据。
- 重度：症状为严重或极度不适的证据。

d. 替代性选择。

i. 如果一位男性报告称，在过去至少 6 个月里，几乎所有性生活或所有性生活中，他要么没有射精，要么射精明显延迟，则考虑患有延迟射精（完整标准见 DSM-5，第 424 页）。如果这些症状能用非性功能的精神障碍或严重关系干扰更好地解释，则不予诊断。

ii. 如果一位男性报告称，在过去至少 6 个月里，在几乎所有性生活或所有性生活中，并非出自本人意愿的在插入阴道后大约 1 分钟内射精，则考虑患有早泄（早期射精）（完整标准见 DSM-5，第 443~444 页）。

2. 女性性高潮障碍

a. 纳入标准：要求几乎所有性生活或所有性生活中至少出现下列 1 种症状，持续至少 6 个月。

i. 高潮延迟、无高潮或高潮次数较少：*达到高潮是否需要比平时长得多的时间，或者很少或者从未体验过高潮？*

ii. 高潮强度降低：*你是否注意到你高潮的强度明显降低？*

b. 排除标准：如果一位女性有性功能失调，可以用非性功能的精神障碍、严重关系干扰或其他重要的应激源，或者物质 / 药物使用或其他躯体疾病的影响来更好地解释，则不予诊断。

c. 修饰词。

i. 亚型。

- 广泛性：不限于特定类型的刺激、情境或伴侣。
- 情境性：仅限于特定类型的刺激、情境或伴侣。

ii. 标注。

- 终身性：自有性冲动以来就存在。
- 获得性：在一段时间较为正常的性功能后才出

现障碍。
- 在任何情况下都没有体验过高潮。

iii．严重程度。
- 轻度：症状为轻微不适的证据。
- 中度：症状为中度不适的证据。
- 重度：症状为严重或极度不适的证据。

d．替代性选择。

i．如果一位女性报告称，有至少 6 个月的明显阴道性交困难，性交时外阴阴道疼痛或骨盆有明显疼痛，对外阴阴道疼痛、骨盆疼痛或阴道插入有明显恐惧或焦虑，或在尝试阴道插入时骨盆底肌肉出现明显收紧或紧缩，则考虑患有生殖器 - 盆腔痛 / 插入障碍（完整标准见 DSM-5，第 437 页）。

3．女性性兴趣 / 唤醒障碍

a．纳入标准：需要至少有 6 个月的时间，没有性兴趣或性兴趣减退，或性唤醒降低，表现为以下至少 3 种症状。

i．性兴趣缺乏 / 降低：你是否注意到对性生活兴趣的强度或频率缺失或者明显降低？

ii．性需求缺乏 / 降低：你是否注意到性想法或性需求或性幻想的强度或频率缺失或者明显降低？

iii．无 / 减少性行为：你是否注意到提出过性生活或回应伴侣过性生活的要求的强度或频率缺失或明显降低？

iv．性兴奋 / 快感缺少 / 降低：当进行性接触时，你是否注意到在几乎所有时间里，你的性兴奋或快感体验缺失或者明显减少了？

v．性反应缺乏 / 降低：你是否注意到，在回应情爱信号时体验性兴趣的强度或频率缺失或明显降低？

vi. 性感觉缺乏 / 降低：当进行性接触时，你是否注意到在几乎所有时间里，你获得性器官或非性器官快感的强度或频率缺失或者明显降低？

b. 排除标准：如果一位女性的性功能失调可以用非性功能的精神障碍、严重关系干扰或另一重大应激源，或者某种物质 / 药物使用或其他躯体疾病的影响来更好地解释，则不予诊断。

c. 修饰词。

i. 亚型。

- 广泛性：不限于特定类型的刺激、情境或伴侣。
- 情境性：仅限于特定类型的刺激、情境或伴侣。
- 终身性：自有性冲动以来就存在。
- 获得性：在一段时间较为正常的性功能后才出现障碍。

ii. 严重程度。

- 轻度：症状为轻微不适的证据。
- 中度：症状为中度不适的证据。
- 重度：症状为严重或极度不适的证据。

d. 替代性选择。

i. 如果一位女性在临床上有与使用或停止使用某种物质或药物直接相关的严重性功能失调，则考虑患有物质 / 药物所致的性功能失调（完整标准见 DSM-5，第 446~447 页）。

ii. 如果一位女性有性功能失调，但症状不符合另一项性功能失调诊断的阈值、病因不确定，或者没有足够信息诊断目前的性功能失调症状，则考虑患有未特定的性功能失调（见DSM-5，第450页）。如果你想说明某人症状不符合全部标准的具体原因，则考虑其他特定的性功能失调（见DSM-5，第450页）。

4. 男性性欲低下障碍
   a. 纳入标准：需要至少6个月持续或周期性缺乏（或无）性需求或性幻想和欲望。
      i. 性需求缺乏：*你是否注意到性想法或性需求、欲望或性幻想的强度或频率缺失或者明显降低？*
   b. 排除标准：如果一个人的性功能失调可以用非性功能的精神障碍、严重关系困扰或另一重大应激源，或者某种物质/药物使用或其他躯体疾病的影响来更好地解释，则不予诊断。
   c. 修饰词。
      i. 亚型。
         • 广泛性：不限于特定类型的刺激、情境或伴侣。
         • 情境性：仅限于特定类型的刺激、情境或伴侣。
         • 终身性：自有性冲动以来就存在。
         • 获得性：在一段时间较为正常的性功能后才出现障碍。
      ii. 严重程度。
         • 轻度：症状为轻微不适的证据。
         • 中度：症状为中度不适的证据。
         • 重度：症状为严重或极度不适的证据。
   d. 替代性选择。
      i. 如果一位男性在临床上有与使用或停止使用某种

物质或药物直接相关的严重性功能失调，则考虑患有物质 / 药物所致的性功能失调（完整标准见 DSM-5，第 446~447 页）。

ii. 如果一位男性有性功能失调，但症状不符合另一项性功能失调诊断的阈值、病因不确定，或者没有足够的信息诊断目前的性功能失调，则考虑患有未特定的性功能失调（见 DSM-5，第 450 页）。如果你想说明某人症状不符合全部标准的具体原因，则考虑其他特定的性功能失调（见 DSM-5，第 450 页）。

性别烦躁

DSM-5，第 451~459 页

筛查问题：你是否对自己的性别感到不适？

如果是，则询问：这种不适是否持续了至少 6 个月，严重到了你真的觉得自己的性别不符合你的性别认同？这种不适是否给你的朋友或家人，在工作或其他场合带来重大麻烦？

- 如果一个孩子或其父母的回答是肯定的，则参考儿童性别烦躁。
- 如果一个青少年或成人的回答是肯定的，则参考青少年和成人性别烦躁。

1. 儿童性别烦躁

   a. 纳入标准：要求以下至少 6 项表现（其中一种表现必须是强烈的成为异性的欲望），持续时间至少有 6 个月。

   i. 渴望成为其他性别：你是否有强烈渴望拥有不同于自己本身性别的性别？你是否坚持认为人们会把自己视为拥有某一性别，而不是你本身性别的人？

ii. 变装：你是否对通常与其他性别相关的衣服有强烈的偏好？

iii. 跨性别幻想：当玩幻想游戏时，你是否强烈偏好跨性别角色？

iv. 跨性别游戏：当你参加游戏时，你是否强烈偏好大多异性喜爱的玩具或活动？

v. 跨性别玩伴：你是否对异性朋友有强烈的偏好？

vi. 排斥与性别相关的其他玩具、游戏和活动：你是否强烈排斥与自己性别相关的其他玩具、游戏和活动？

vii. 不喜欢自己的性生理特征：你是否强烈不喜欢自己的性生理特征？

viii. 渴望拥有其他性别特征：你是否有强烈的欲望，想要与自己体验的性别相匹配的第一性征或第二性征？

b. 标注。

- 伴某种性发育障碍。

2. 青少年和成人性别烦躁

a. 纳入标准：至少需要下列表现中的2种，持续时间至少6个月。

i. 不一致：你是否深刻感觉到你的第一性征或第二性征不符合你的性别认同？

ii. 渴望改变：你是否有改变你的第一性征或第二性征的强烈愿望，因为这些性征不符合你的性别认同？

iii. 渴望具有异性的性征：你是否有强烈的欲望，想要与自己体验的性别相匹配的第一性征或第二性征？

iv. 渴望成为其他性别：你是否强烈渴望拥有异性的性别？

v. 渴望被当成异性对待：你是否有强烈的渴望被当成异性对待？

vi. 坚信自己有其他性别的感觉：你是否有强烈的信念，认为你所具有的典型感受和反应是另一种性别的感受和反应？

b. 修饰词。

i. 标注。

- 伴某种性发育障碍。
- 变性后：个体已经转变为完全以期望的性别生活（无论变性是否合法），并且已经历（或将经历）至少一次变性手术或治疗方案。

c. 替代性选择。

i. 如果一个人有导致临床严重抑郁或功能障碍的性别烦躁，但不符合另一种性别烦躁的全部标准，则考虑患有未特定的性别烦躁（见 DSM-5，第 459 页）。如果你想说明某人症状不符合全部标准的具体原因，则考虑其他特定的性别烦躁（见 DSM-5，第 459 页）。

破坏性、冲动控制及品行障碍

DSM-5，第 461~480 页

筛查问题：当你非常沮丧时，是否常常数次做出甚至进行口头或肢体威胁来伤害他人、动物或财物？你是否攻击过人和动物、破坏过财产、欺骗过别人或者偷过东西？

如果是，则询问：这些行为是否给你的朋友或家人、在学校或工作场所、在政府机关或其他场合带来过重大麻烦？

- 如果经常性行为爆发占主导地位，则参考间歇性暴怒障碍标准。
- 如果经常性违规行为占主导地位，则参考品行障碍标准。

1. 间歇性暴怒障碍
   a. 纳入标准：要求有经常性行为爆发。在这种爆发中，行为人不能控制其攻击性冲动，表现出下列情形之一。
      i. 口头或身体攻击：在过去 3 个月里，你是否有冲动行为，是否对他人、动物或财产进行了口头或身体上的攻击？这些行为是否平均每周至少发生 2 次？
      ii. 涉及损坏或破坏财产和（或）人身攻击的 3 种行为：在过去 12 个月里，你是否 3 次以上失去对自身行为的控制，毁坏了财产或攻击了他人？
   b. 纳入标准：此外，还有以下 3 项要求。
      i. 攻击程度与任何挑衅或心理社会应激源不成比例：回顾这些行为，你能否确定与它们相关的任何事件或压力？你的反应是否比这些事件或压力更激进或更极端？
      ii. 经常性行为既不是有预谋的，也不是为了追求某些具体目标：当你有这些行为时，它们是否发生在你感到愤怒或冲动的时候？这些行为是否在没有明确目标如赚钱或恐吓某人的情况下爆发？
      iii. 这些行为会导致严重的人身伤害、功能损害或与经济或法律相关的后果：这些行为如何影响你对自己的感觉，以及你与朋友、家人和生活中其他人的相处？你是否因为自己的行为而遭受经济损失或承担法律后果？

c. 排除标准。

i. 如果反复发作的攻击性行为能完全解释为另一种精神障碍，或者可归因于另一种躯体疾病或者某种物质 / 药物使用的生理效应，则不予诊断。

ii. 对于儿童而言：如果攻击性行为仅发生在患适应障碍时，则不予诊断。如果生理年龄或同等发育水平小于 6 岁，则不予诊断。

2. 品行障碍

a. 纳入标准：要求有一种重复和持续的行为模式。在这种模式中，他人的基本权利或与年龄匹配的主要社会规范或规则受到侵犯，表现在过去 12 个月中至少出现了以下情况中的 3 种，以及过去 6 个月中至少出现了以下情况中的 1 种。

i. 经常欺负、威胁或恐吓他人：你是否经常欺负、威胁或恐吓他人？

ii. 经常引发肢体冲突：你是否经常打架？

iii. 使用了会对他人造成严重身体伤害的武器：你是否使用过会对他人造成严重伤害的武器，如棒球棍、砖块、碎酒瓶、刀或枪？

iv. 一直残忍伤害他人：你是否对他人造成身体上的疼痛或痛苦？

v. 一直残忍伤害动物：你是否对动物造成身体上的疼痛或痛苦？

vi. 在面对受害者时行窃：当受害者在场的时候，你是否强行拿走或偷他的东西？

vii. 强迫某人进行性行为：你是否强迫别人实施性行为？

viii. 故意放火，意图造成严重损害：你放火是否是为了对人、动物或财产造成严重损害？

ix. 故意毁坏他人财产：你是否故意毁坏他人财产？

x. 闯入别人的房屋、建筑或汽车内：你是否曾闯入过别人的房屋、建筑物或汽车内？

xi. 经常用谎言来取得物品、好处或避免尽义务：你是否经常撒谎以逃避工作，或者得到想要的东西？

xii. 在没有面对受害者的情况下盗窃了一些重要物品：当受害者不在场的时候，你是否拿走或偷过有价值的东西？

xiii. 尽管父母禁止，但从 13 岁前你就开始经常在外面过夜：在 13 岁之前，你是否有宵禁（在此时间之前，你必须回家）？你经常通过晚回家来违反宵禁？

xiv. 住在父母家或寄养家庭时，离家出走至少 2 次（或者一次长时间不回家）：你是否曾经离家出走？有多少次？你是否曾经离家出走很长时间不回来？

xv. 从 13 岁之前你就开始经常逃学：13 岁之前，你是否经常旷课或逃学？

b. 排除标准：如果一个人年满 18 岁并且符合反社会型人格障碍的标准，则不予诊断。

c. 修饰词。

i. 亚型。

- 儿童期发生型：在 10 岁前至少一种标准症状已开始出现，则适用。
- 青少年期发生型：在 10 岁前没有出现标准症状，则适用。

- 未特定发生型：当不知道发病年龄时，则适用。

ii. 标注。

- 伴有限的亲社会情感：用于持续表现出以下至少 2 种特征的人，即缺乏自责或内疚、极度缺乏同理心、缺乏对表现的关注、情感表浅或缺乏情感。为了满足标准，这些特征必须在至少 12 个月的时间内，在多种关系和环境中显示。也就是说，这些特征反映了一个人典型的人际关系和情感功能模式，而不仅是在某些场合下偶尔出现的情况。

iii. 严重程度。

- 轻度：很少（如果有的话）有超出诊断所需问题的品行问题，并且相对不会对他人造成伤害。
- 中度。
- 重度：许多品行问题超出了诊断所需问题的范围，或者对他人造成了相当大的伤害。

d. 替代性选择。

i. 如果一个人表现出至少 6 个月的持续愤怒和易怒情绪，并伴随挑衅或报复行为，则考虑患有对立违抗障碍（完整标准和说明见 DSM-5，第 462~463 页）。这种模式表现在至少以下 4 个方面：经常发脾气、易怒或容易被他人惹恼、生气和怨恨、与权威人士争论、经常违抗或拒绝遵守权威人士的要求或规则、故意惹怒他人、为自己的错误或不当行为责怪他人，以及在过去 6 个月内至少有 2 次恶意行为或报复行为。这些行为还必须引起临床严重的功能损害，不能仅发生自精神疾病、物质使用、抑郁或双相障碍期间，并且不符合破坏性心境失调障碍标准。此外，要考虑这些行为的持续性和频率与个人的发育阶段的关系。对 5 岁及以下的儿童来说，这种行为必须至少在 6 个月以上的大部分时间里发生。对于 5 岁及 5 岁以上的儿童，这种行为必须每周至少发生 1 次，持续时间至少为 6 个月。

ii. 如果一个人报告称，至少 2 次故意和有目的地纵火，则考虑为纵火狂（全部标准见 DSM-5，第 476 页）。做出这一诊断需要在纵火前有紧张或情感唤醒，痴迷火灾，以及在纵火或目击火灾时感到愉悦或解脱。如果纵火是为了金钱利益、隐藏犯罪活动、出于愤怒或者由于幻觉，则不予诊断。如果纵火能用智力障碍、品行障碍、躁狂发作或反社会型人格障碍更好地解释，则不予诊断。

iii. 如果一个人不能抑制偷窃非属于个人使用或不是因其货币价值而偷窃物品的冲动，则考虑为偷窃狂（完整标准见 DSM-5，第 478 页）。做出这一诊断需要在偷窃前有紧张感或情感唤醒，以及偷窃时感到快乐或解脱。如果偷窃是出于愤怒或报复，或者是出于幻觉，则不予诊断。如果偷窃行为能用品行障碍、躁狂发作或反社会型人格障碍更好地解释，则不予诊断。

iv. 如果一个人有破坏性、冲动控制及品行障碍症状特征，这些症状导致临床严重抑郁或功能障碍，但又不符合前述诊断的全部标准，则考虑患有未特定的破坏性、冲动控制及品行障碍（见 DSM-

5，第 480 页）。如果你想说明某人症状不符合全部标准的具体原因，则考虑患有其他特定的破坏性、冲动控制及品行障碍（见 DSM-5，第 479 页）。

物质相关及成瘾障碍

DSM-5，第 481~589 页

筛查问题： 你多长时间饮酒一次？在平常你至少喝一杯时，会喝多少？饮酒是否对你造成任何问题？戒酒后，你是否有戒断反应？

再问违禁药品和处方药，从以下问题开始： 你是否曾尝试过这类药品甚至毒品？

在询问关于药品的事项之后，请询问： 打赌、下注或赌博行为是否会干扰你的生活？

如果是，则询问： 这些经历是否给你的朋友或家人，在工作或其他场合带来过重大麻烦？

- 如果一个人报告称在物质使用方面存在问题，则参考特定物质的物质使用障碍标准。
- 如果一个人出现了物质中毒，则参考特定物质的物质中毒标准。
- 如果一个人报告称存在物质戒断方面的问题，则参考特定物质的物质戒断标准。
- 如果一个人报告称有赌博问题，则参考赌博障碍标准。

1. 酒精使用障碍
   a. 纳入标准：要求存在一种酒精使用的问题模式，这种模式会导致临床重大损害或痛苦，该损害或痛苦在 12 个月内表现为以下情况中的至少 2 种。
      i. 长期饮酒量比期望的更多：当你饮酒时，你是否发现自己比预计的饮用了更大量或更长时间的酒？

ii. 坚持希望减少饮酒，或未能成功减少饮酒：你是否希望减少饮酒或戒酒？你是否曾试过减少饮酒或戒酒但失败了？

iii. 花费大量时间：你是否花费大量时间用于获取酒、饮酒，或用于从酗酒状态中恢复过来？

iv. 渴求：你是否有过想喝酒的强烈愿望或渴望？

v. 未能履行主要角色义务：你是否因为饮酒而一再未能履行工作、家庭或学校的主要义务？

vi. 尽管意识到有人际关系问题或社会问题，仍继续饮酒：即使你怀疑或甚至知道酒精会带来人际 / 社交问题或加重这些问题，是否仍然饮酒？

vii. 为饮酒而放弃活动：你是否有因饮酒而放弃或减少的重要社交、工作或娱乐活动？

viii. 在危险情况下使用：你是否有在对身体有危险的情况下多次饮酒的经历，例如，在喝醉的情况下开车或操作机械设备？

ix. 尽管意识到身体或心理问题，仍继续饮酒：即使你怀疑或甚至知道饮酒会产生身心问题或令其恶化，是否仍然饮酒？

x. 耐受的表现，如下列表现之一。

- 酒量大增：你是否发现，为达到喝醉或期望的效果，需要比过去喝更多的酒？
- 效果明显降低：你是否发现，如果喝与过去相同量的酒，则对你产生的效果较之过去要小得多？

xi. 戒断的表现，如下列表现之一。

- 特征性酒精戒断综合征：戒酒后，你是否有戒断反应？

- 摄入了相同或相近的物质以缓解或避免戒断症状：你是否曾经饮酒或服用另一种物质来阻止酒精戒断反应？

b. 修饰词。

  i. 标注。

  - 早期缓解。
  - 持续缓解。
  - 在受控制的环境下。

  ii. 严重程度。

  - 轻度：当满足 2 项或 3 项指标时，则适用。
  - 中度：当满足 4 项或 5 项指标时，则适用。
  - 重度：当满足 6 项或更多指标时，则适用。

c. 替代性选择。

  i. 如果一个人在妊娠期间的任何时候接触酒精的次数超过最低饮酒量限度，导致所生的孩子经历了神经认知障碍、自我调节受损和适应功能障碍，则考虑该患儿患有与产前酒精接触相关的神经发育障碍（另一种特定的神经发育障碍；见 DSM-5，第 86 页）。诊断要求在 18 岁之前出现此症状，并有临床严重痛苦或功能障碍。

  ii. 如果一个人有与饮酒相关的问题，该问题不能被归类为酒精使用障碍、酒精中毒、酒精戒断、酒精中毒谵妄、酒精所致的精神病性障碍、酒精所致的双相障碍、酒精所致的抑郁障碍、酒精所致的焦虑障碍、酒精所致的性功能失调或酒精所致的睡眠障碍，则考虑患有未特定的酒精相关障碍（见 DSM-5，第 503 页）。

2. 酒精中毒
    a. 纳入标准：要求在饮酒后不久出现至少 1 种以下迹象或症状。
        i. 口齿不清。
        ii. 共济失调。
        iii. 步态不稳。
        iv. 眼球震颤。
        v. 注意力或记忆受损。
        vi. 木僵或昏迷。
    b. 纳入标准：要求有临床严重的问题行为或心理变化。自开始饮酒以来，你是否观察到了自己行为、情绪或判断上的任何重大改变？你是否有过问题行为或有问题的想法，且这些行为或想法是你在清醒时不会去做或去想的？
    c. 排除标准：如果症状是由另一种躯体疾病引起的，或可以用另外一种精神障碍，包括因另一种物质中毒更好地解释，则不予诊断。
3. 酒精戒断
    a. 纳入标准：要求存在以下至少 2 种症状，症状在停止（或减少）大量且长期饮酒的数小时至数天内出现。
        i. 自主神经功能亢进。
        ii. 手颤加剧。
        iii. 失眠：在过去数天时间中，你是否发现自己比平常更加难以入睡并保持睡眠状态？
        iv. 恶心或呕吐：在过去几天里，你是否感到胃部不适、恶心甚至呕吐？
        v. 短暂的视、触或听幻觉或错觉：在过去几天里，你是否曾担心自己的大脑在捉弄你，比如看到、听到或感觉到别人无法感受到的东西？

vi. 精神运动性激越。

vii. 焦虑：在过去几天里，你是否较平常感到更加多的烦恼或焦虑？

viii. 全身强直性阵挛发作。

b. 例外：如果症状是由另一种躯体疾病引起，或可以用另外一种精神障碍，包括另一种物质中毒或戒断反应更好地解释，则不予诊断。

c. 修饰词。

i. 标注。

- 伴知觉异常：当幻觉伴完整的现实检验能力时，或者当听、视或触幻觉在没有谵妄的情况下出现时，则适用。

4. 咖啡因中毒

a. 纳入标准：要求在摄入通常超过 250 mg 的咖啡因（例如，2~3 杯冲泡咖啡的量）后不久，有临床严重的问题行为或心理变化，表现为至少 5 种以下症状。

i. 焦躁不安：在过去几个小时里，你是否感到较平常更难以保持安定？

ii. 紧张：在过去几个小时里，你是否较平常感到更加战战兢兢或紧张？

iii. 兴奋：在过去几个小时里，你是否较平常感到更加兴奋？

iv. 失眠：在过去几个小时里，如果你想睡觉，你是否发现比平时更难入睡或保持睡眠？

v. 面色潮红。

vi. 多尿：在过去几个小时里，你是否较平常更频繁地小便？

vii. 胃肠功能紊乱：在过去的几个小时里，你是否出现了胃部不适、恶心、呕吐或腹泻？

viii. 肌肉抽搐：在过去几个小时中，你是否注意到肌肉抽搐得比平常更厉害？

ix. 漫无边际的想法和言论：在过去几个小时里，你或其他人是否注意到你的想法或言论冗长甚至混乱？

x. 心动过速或心律失常。

xi. 一段时间不知疲倦：在过去的几个小时里，你是否感觉到有用不完的精力？

xii. 精神运动性激越。

b. 排除标准：如果症状是由另一种躯体疾病引起，或可以用另外一种精神障碍，包括另一种物质中毒更好地解释，则不予诊断。

c. 替代性选择：如果一个人有与服用咖啡因有关的问题，且该问题不可被归为咖啡因中毒、咖啡因戒断、咖啡因所致的焦虑障碍或咖啡因所致的睡眠障碍，则考虑患有未特定的咖啡因相关障碍（见 DSM-5，第 509 页）。

5. 咖啡因戒断

a. 纳入标准：要求至少存在 3 种以下症状，这些症状在停止（或减少）服用咖啡因的 24 小时内出现。

i. 头痛：在前一天里，你是否感到头痛？

ii. 明显疲劳或困倦：在前一天里，你是否感到极其疲倦或困乏？

iii. 烦躁、沮丧或易怒：在前一天里，你是否较平常感到更加低落、抑郁或易怒？

iv. 难以集中注意力：在前一天里，你是否难以集中注意力于某项任务或活动中？

v. 感冒样症状：在前一天里，你是否有流感症状、恶心、呕吐、肌肉疼痛或僵硬？

b. 排除标准：如果症状是由另一种躯体疾病引起的，或可以用另一种精神障碍，包括另一种物质中毒或戒断反应更好地解释，则不予诊断。

6. 大麻使用障碍[①]

a. 纳入标准：要求有一种大麻使用的问题模式，这种模式会导致临床上严重的功能损害或痛苦，该功能损害或痛苦在 12 个月内表现为以下情况中的至少 2 种：

i. 长期吸食大麻比预期的量更大：在吸食大麻时，你是否发现自己吸食了比计划的更大量或更长时间的大麻？

ii. 持续希望减少吸食大麻，或者未成功减少吸食大麻：你是否希望减少或停止吸食大麻？你是否曾试过减少或停止吸食大麻，但却失败了？

iii. 花费大量时间：你是否花费大量时间以获取大麻、吸食大麻，或从吸食大麻的状态中恢复过来？

iv. 渴求：你是否有想要吸食大麻的强烈愿望或渴望？

v. 未能履行主要角色义务：你是否因为吸食大麻而一再反复地未能履行工作、家庭或学校的主要义务？

vi. 尽管意识到人际关系或社会问题，仍继续吸食：即使你怀疑或甚至知道大麻会带来人际／社交问题或加重这些问题，是否仍然吸食大麻？

---

① 我国禁止吸食大麻，此处为尊重原著而保留译文。文中其他部分涉及致幻剂或管制药物的内容也是如此。

vii. 为吸食大麻而放弃活动：你是否有因吸食大麻而放弃或减少重要的社交、工作或娱乐活动？

viii. 在危险情况下使用：你是否有在对身体造成危险的情况下多次吸食大麻的经历，如在中毒情况下仍开车或操作机械设备？

ix. 尽管意识到身体或心理问题，仍继续吸食：即使你怀疑或甚至知道吸食大麻会产生身心问题或令其加重，是否仍然吸食大麻？

x. 耐受的表现如下面任何一项。
   - 剂量大增：你是否发现，为达到吸食大麻的沉迷或预期效果，你需要吸入或消化比过去大得多剂量的大麻？
   - 效果明显降低：你是否发现，如果使用与过去相同量的大麻，则产生的效果较之过去要小得多？

xi. 戒断的表现如下面任何一项。
   - 特征性大麻戒断综合征：停用吸食大麻后，你是否有戒断反应？
   - 摄入了相同或相关的成瘾物质以缓解或避免戒断症状：你是否曾吸食大麻或另一种成瘾物质，以阻止戒断反应？

b. 修饰词。
   i. 标注。
      - 早期缓解。
      - 持续缓解。
      - 在受控制的环境下。
   ii. 严重程度。
      - 轻度：当满足2项或3项指标时，则适用。

- 中度：当满足 4 项或 5 项指标时，则适用。
- 重度：当满足 6 项或更多指标时，则适用。

c. 替代性选择：如果一个人有与吸食大麻相关的问题，且不可归类为大麻使用障碍、大麻中毒、大麻戒断、大麻中毒谵妄、大麻所致的精神病性障碍、大麻所致的焦虑障碍或大麻所致的睡眠障碍，则考虑患有未特定的大麻相关障碍（见 DSM-5，第 519 页）。

7. 大麻中毒

a. 纳入标准：要求至少 2 种以下迹象或症状。

i. 结膜充血。

ii. 食欲增加：在过去几个小时里，你是否比平常更饿？

iii. 口干：在过去几个小时里，你是否注意到你的嘴已经干了？

iv. 心动过速。

b. 纳入标准：要求临床有严重的问题行为或心理变化。自从开始吸食大麻后，你是否观察到了自己的情绪、判断力、与他人交往的能力或时间感有任何明显的变化？你是否做出过问题行为，或者想过有问题的想法，且这些问题行为或问题想法是在你没有吸食大麻的情况下不会去做的？

c. 排除标准：如果症状是因另一种躯体疾病引起的，或可用另外一种精神障碍，包括因另一种物质中毒更好地解释，则不予诊断。

d. 修饰词。

i. 伴知觉异常：当幻觉伴完整的现实检验能力时，或者当听、视或触幻觉在没有谵妄的情况下出现时，则适用。

8. 大麻戒断

  a. 纳入标准：要求存在以下至少 3 种症状，症状在停止（或减少）大量且长期吸食大麻一周内出现。

    i. 易怒、愤怒或具有攻击性：在过去一周左右的时间里，你是否感到更急躁或愤怒，或者是否已经准备好面对或攻击某人？

    ii. 紧张感或焦虑感：在过去一周左右的时间里，你是否较平常感到更加烦恼或更加焦虑？

    iii. 睡眠障碍：在过去一周左右的时间里，你是否做令人不安的梦，或者发现入睡和保持睡眠比平时更加困难？

    iv. 食欲下降或体重减轻：在过去一周左右的时间里，你是不是很少饿，甚至体重减轻？

    v. 焦躁不安：在过去一周左右的时间里，你是否感到较平常更难以保持安定？

    vi. 情绪低落：在过去一周左右的时间里，你是否较平常感到情绪更加低落或抑郁？

    vii. 引起明显不适的躯体症状：在过去一周左右的时间里，你是否感到有任何异常的身体不适，如胃痛、颤抖、出汗、发热、发冷或头痛？

  b. 排除标准：如果症状是由另一种躯体疾病引起的，或可以用另外一种精神障碍，包括另一种物质中毒或戒断反应更好地解释，则不予诊断。

9. 苯环利定或其他致幻剂使用障碍

  a. 纳入标准：要求有一种苯环利定或其他致幻剂使用的问题模式，这种模式会导致临床上严重功能损害或痛苦，该损害或痛苦在 12 个月内表现为以下情况中的至少 2 种。

i. 长期使用较预期更多的苯环利定或其他致幻剂：在使用致幻剂时，你是否发现自己比计划使用了更大量或更长时间的致幻剂？
ii. 持续希望减少使用致幻剂，或未能成功减少使用致幻剂：你是否希望减少或停止对致幻剂的使用？你曾试过减少或停止对致幻剂的使用但却未能成功吗？
iii. 花费大量时间：你是否花费大量时间用于获取致幻剂、使用致幻剂，或用于从使用致幻剂的状态中恢复过来？
iv. 渴求：你有过想要使用致幻剂的强烈愿望或渴望的经历吗？
v. 未能履行主要角色义务：你是否因为使用致幻剂而一再未能履行工作、家庭或学校的主要义务？
vi. 尽管意识到存在人际关系或社会问题，仍继续使用：即使你怀疑或甚至知道使用致幻剂会带来人际／社交问题或加重这些问题，是否仍然使用致幻剂？
vii. 因使用致幻剂而放弃活动：你是否有因使用致幻剂而放弃或减少的重要社交、工作或娱乐活动？
viii. 在危险情况下使用：你是否有在对身体有危险的情况下多次使用致幻剂的经历，如在受其毒性影响的情况下仍开车或操作机械？
ix. 尽管意识到生理或心理问题，仍继续使用：即使你怀疑或甚至知道使用致幻剂会产生身心问题或令其加重，是否也仍然使用致幻剂？
x. 耐受的表现如下面任何一项：
   - 剂量大增：你是否发现，为达到使用致幻剂的预期效果，你需要使用比过去大得多的剂量？
- 效果明显降低：你是否发现，如果使用与过去相同剂量的致幻剂，则效果较之过去要小得多？

b. 修饰词。

i. 标注。
- 早期缓解。
- 持续缓解。
- 在受控制的环境下。

ii. 严重程度。
- 轻度：当满足 2 项或 3 项指标时，则适用。
- 中度：当满足 4 项或 5 项指标时，则适用。
- 重度：当满足 6 项或更多指标时，则适用。

c. 替代性选择。

i. 如果一个人报告称在停止使用致幻剂后，再次出现因使用致幻剂而出现的知觉症状，则考虑患有致幻剂持续性知觉障碍（完整标准见 DSM-5，第 531 页）。障碍一定会导致临床上严重的痛苦或功能障碍。

ii. 如果一个人在使用苯环利定或其他致幻剂时遇到不可归类为苯环利定或其他致幻剂使用障碍、苯环利定或其他致幻剂中毒、致幻剂持续性知觉障碍、苯环利定或其他致幻剂中毒谵妄、苯环利定或其他致幻剂所致的精神障碍、苯环利定或其他致幻剂所致的双相障碍、苯环利定或其他致幻剂所致的抑郁障碍、苯环利定或其他致幻剂所致的焦虑障碍，则考虑患有未特定的苯环利定相关障碍或未特定的致幻剂相关障碍（见 DSM-5，第

533 页）。

10. 苯环利定或其他致幻剂中毒

a. 纳入标准：要求在使用致幻剂后不久出现至少 2 种下列迹象。

苯环利定

i. 垂直性或水平性眼球震颤。

ii. 高血压或心动过速。

iii. 对疼痛麻木或反应减弱。

iv. 共济失调。

v. 构音障碍。

vi. 肌强直。

vii. 癫痫发作或昏迷。

viii. 听觉过敏。

其他致幻剂

i. 瞳孔扩大。

ii. 心动过速。

iii. 出汗：自从服用致幻剂后，你是否注意到出汗量发生了变化？

iv. 心悸：自从服用致幻剂后，你的心跳是否比平时更快、更强或更不规则？

v. 视觉模糊：自从服用致幻剂后，你的视力是否变得模糊？

vi. 震颤。

vii. 共济失调：自从服用致幻剂后，你是否发现走路或进行其他运动时很难协调动作？

b. 纳入标准：要求临床有严重的问题行为或心理变化。自使用致幻剂以来，你是否观察到了自己思想或行为上的任何重大改变？你是否做出过问题行为，或产生过问题想法，且这些问题行为或问题想法是在没有使用致幻剂的情况下不会去做或去想的？

c. 排除标准：如果症状是由另一种躯体疾病引起的，或可以用另外一种精神障碍，包括因另一种物质中毒更好地解释，则不予诊断。

11. 吸入剂相关障碍

a. 纳入标准：要求有一种吸入剂使用的问题模式，这种模式会导致临床上严重的损害或痛苦，该损害或痛苦在 12 个月内表现为以下情况中的至少 2 种。

i. 长期使用较预期更多的吸入剂：在使用吸入剂时，你是否发现自己比计划使用了更大量或更长时间的吸入剂？

ii. 持续希望减少使用吸入剂，或未能成功减少使用吸入剂：你是否希望减少或停止使用吸入剂？你是否曾试过减少或停止使用吸入剂但失败了？

iii. 花费大量时间：你是否花费大量时间获取吸入剂、使用吸入剂，或花费大量时间从使用吸入剂的状态中恢复过来？

iv. 渴求：你有过想要使用吸入剂的强烈愿望或渴望的经历吗？

v. 未能履行主要角色义务：你是否因为使用吸入剂而一再未能履行工作、家庭或学校的主要义务？

vi. 尽管意识到存在人际关系或社会问题，仍继续饮酒：即使你怀疑或甚至知道使用吸入剂会带来人际 / 社交问题或加重这些问题，是否仍然使用吸入剂？

vii. 为吸入剂而放弃活动：是否有因使用吸入剂而放弃或减少重要的社交、工作或娱乐活动？

viii. 在危险情况下使用：你是否有在对身体有危险的情况下多次使用吸入剂的经历，如使用吸入剂后仍开车或操作机械设备？

ix. 尽管意识到身体或心理问题，仍继续使用吸入剂：即使你怀疑或甚至知道使用吸入剂会产生身心问题或令其恶化，是否也仍然使用吸入剂？

x. 耐受的表现符合下列之一。

- 剂量大增：你是否发现，为达到使用吸入剂的过瘾或预期效果，需要使用比过去大得多的剂量？
- 效果明显降低：你是否发现，如果使用与过去相同剂量的吸入剂，则产生的效果较之过去要小得多？

b. 修饰词。

i. 标注。

- 早期缓解。
- 持续缓解。
- 在受控制的环境下。

ii. 严重程度。

- 轻度：当满足 2 项或 3 项指标时，则适用。
- 中度：当满足 4 项或 5 项指标时，则适用。
- 重度：当满足 6 项或更多指标时，则适用。

c. 替代性选择：如果一个人有与使用吸入剂相关的问题，且该问题不可归类为吸入剂使用障碍、吸入剂中毒、吸入剂中毒谵妄、吸入剂所致的重度或轻度神经认知障碍、吸入剂所致的精神病性障碍、吸入剂所致的抑郁障碍或吸入剂所致的焦虑障碍，则考虑患有未特定的吸入剂相关障碍（见 DSM-5，第 540 页）。

12. 吸入剂中毒

a. 纳入标准：在故意或不自觉地短时间服用大剂量吸入剂后，要求出现至少 2 种以下迹象。

i. 头晕：使用吸入剂后，你是否感觉到自己走路摇摇晃晃或快要跌倒？

ii. 眼球震颤。

iii. 共济失调：使用吸入剂后，你是否发现走路或进行其他运动时很难协调动作？

iv. 口齿不清。

v. 步态不稳。

vi. 嗜睡：使用吸入剂后，你是否感到非常疲倦或者严重乏力？

vii. 反射抑制。

viii. 精神运动性迟滞。

ix. 震颤。

x. 全身肌肉无力。

xi. 视力模糊或复视：使用吸入剂后，你的视力是否模糊或出现重影？

xii. 恍惚或昏迷。

xiii. 异常兴奋：使用吸入剂后，你是否感觉到精神或身体上的兴奋、亢奋或快乐？

b. 纳入标准：要求临床有严重的问题行为或心理变化。自使用吸入剂以来，你是否观察到了自己思想或行为上的任何重大改变？你是否出现过问题行为，或产生问题想法，且这些事情或想法是在没有使用吸入剂的情况下不会去做或去想的？

c. 排除标准：如果症状是由另一种躯体疾病引起的，或可以用另外一种精神障碍，包括用另一种物质中毒更好地解释，则不予诊断。

13. 阿片类物质使用障碍

a. 纳入标准：要求有一种阿片类物质使用的问题模式，这种模式会导致临床上严重损害或痛苦，该损害或痛苦在 12 个月内表现为以下情况中的至少 2 种。

i. 长期使用较预期更多的阿片类物质：你是否发现自己比计划使用了更大量或更长时间的阿片类物质？

ii. 持续希望减少使用阿片类物质，或未能成功减少使用阿片类物质：你是否希望减少或停止对阿片类物质的使用？你是否曾试过减少或停止对阿片类物质的使用但并未成功？

iii. 花费大量时间：你是否花费大量时间获取阿片类物质、使用阿片类物质，或用于从使用阿片类物质的状态中恢复过来？

iv. 渴求：你有过想要使用阿片类物质的强烈愿望或渴望的经历吗？

v. 未能履行主要角色义务：你是否因为使用阿片类物质而一再未能履行工作、家庭或学校的主要角色义务？

vi. 尽管意识到存在人际关系或社会问题，仍继续使用阿片类物质：即使你怀疑或甚至知道使用阿片类物质会带来人际 / 社交问题或加重这些问题，是否仍然继续使用阿片类物质？

vii. 因使用阿片类物质而放弃活动：你是否因使用阿片类物质而放弃或减少重要的社交、工作或娱乐活动？

viii. 在危险情况下使用：你是否有在对身体有危险的

情况下多次使用阿片类物质的经历，如在受其毒性影响的情况下仍开车或操作机械？

ix. 尽管意识到身体或心理问题，仍继续沉迷：即使你怀疑或甚至知道使用阿片类物质会产生身心问题或令其加重，是否仍然使用阿片类物质？

x. 耐受的表现如下列之一。

- 剂量大增：你是否发现，为达到使用阿片类物质的过瘾或预期效果，你需要使用比过去大得多的剂量？
- 效果明显减弱（不包括按照医嘱服用的阿片类药物）：你是否发现，如果使用与过去相同剂量的阿片类物质，则产生的效果较之过去要小得多？

xi. 戒断的表现如下列之一。

- 特征性阿片类物质戒断综合征：停用阿片类物质后，你是否有戒断反应？
- 摄入了相同或相近的物质以缓解或避免戒断症状：你是否曾服用阿片类物质或另一种物质，以阻止戒断反应？

b. 修饰词。

i. 标注。

- 早期缓解。
- 持续缓解。
- 维持治疗。
- 在受控制的环境下。

ii. 严重程度。

- 轻度：当满足 2 项或 3 项指标时，则适用。
- 中度：当满足 4 项或 5 项指标时，则适用。

- 重度：当满足 6 项或更多指标时，则适用。

c. 替代性选择：如果一个人有与使用阿片类物质相关的问题，该问题不可归类为阿片类物质使用障碍、阿片类物质中毒、阿片类物质戒断、阿片类物质中毒谵妄、阿片类物质戒断谵妄、阿片类物质所致的精神病性障碍、阿片类物质所致的双相障碍、阿片类物质所致的抑郁障碍、阿片类物质所致的焦虑障碍、阿片类物质所致的性功能失调或阿片类物质所致的睡眠障碍，则考虑患有未特定的阿片类物质相关障碍（见 DSM-5，第 550 页）。

14. 阿片类物质中毒

a. 纳入标准：要求在阿片类物质使用后不久出现瞳孔收缩，并且有至少有下列迹象之一。

i. 困倦或昏迷。

ii. 口齿不清。

iii. 注意力或记忆力受损。

b. 纳入标准：要求临床有严重的问题行为或心理变化。

自开始使用阿片类物质以来，你是否观察到了自己思想或行为上的任何重大改变？你是否出现过问题行为，产生过问题想法，且这些事情或想法是你在没使用阿片类物质的情况下不会去做的或去想的？

c. 排除标准：如果症状是因另一种躯体疾病引起，或可以用另外一种精神障碍，包括另一种物质中毒更好地解释，则不予诊断。

d. 修饰词。

i. 伴知觉异常：当幻觉伴完整的现实检验能力时，或者当听、视或触幻觉在没有谵妄的情况下出现时，则适用。

15. 阿片类物质戒断

  a. 纳入标准：要求在停用（或减少）已加大剂量或长期服用的阿片类物质后几分钟到几天内，或在使用一段时间的阿片类物质后注射阿片类拮抗剂后，出现至少以下 3 种症状。

    i. 心境烦躁不安：在过去几天里，你是否较平常感到情绪更加低落或抑郁？

    ii. 恶心或呕吐：在过去几天里，你是否感到胃部不适、恶心甚至呕吐？

    iii. 肌肉酸痛：在过去几天里，你是否感到肌肉疼痛？

    iv. 流泪或流鼻涕：在过去几天里，你是否注意到当你并不想哭的时候，仍在一直流泪？你是否注意到比平常更频繁地流鼻涕，或者流清鼻涕？

    v. 瞳孔扩张、毛发直立或出汗。

    vi. 腹泻：在过去几天里，你排出水样便的次数是否比平常多？

    vii. 打哈欠：在过去几天里，你是否较平常打更多的哈欠？

    viii. 发热。

    ix. 失眠：在过去几天里，你是否发现自己比平常更加难以入睡并保持睡眠状态？

  b. 排除标准：如果症状是由另一种躯体疾病引起的，或可以用另外一种精神障碍，包括另一种物质中毒或戒断反应更好地解释，则不予诊断。

16. 镇静剂、催眠药或抗焦虑药使用障碍

  a. 纳入标准：要求有一种镇静剂、催眠药或抗焦虑药使用的问题模式，这种模式会导致临床严重损害或痛苦，

该损害或痛苦在 12 个月内表现为以下情况中的至少 2 种。

i. 长期使用较预期更多的镇静剂、催眠药或抗焦虑药：在你使用镇静剂、催眠药或抗焦虑药时，是否发现自己比计划使用了更大量或更长时间的镇静剂、催眠药或抗焦虑药？

ii. 持续希望减少使用镇静剂、催眠药或抗焦虑药，或未能成功减少使用镇静剂、催眠药或抗焦虑药：你是否希望减少或停止对镇静剂、催眠药或抗焦虑药的使用？你是否曾试过减少或停止对镇静剂、催眠药或抗焦虑药的使用但却并未成功？

iii. 花费大量时间：你是否花费大量时间用于镇静剂、催眠药或抗焦虑药的获取或使用，或从使用镇静剂、催眠药或抗焦虑药的状态中恢复过来？

iv. 渴求：你有过想要使用镇静剂、催眠药或抗焦虑药的强烈愿望或渴望的经历吗？

v. 未能履行主要角色义务：你是否因为使用镇静剂、催眠药或抗焦虑药而一再未能履行工作、家庭或学校的主要义务？

vi. 尽管意识到存在人际关系或社会问题，仍继续使用：即使你怀疑或甚至知道它带来人际／社交问题或会加重这些问题，是否仍然使用镇静剂、催眠药或抗焦虑药？

vii. 因使用镇静剂、催眠药或抗焦虑药而放弃活动：你是否有因使用镇静剂、催眠药或抗焦虑药而放弃或减少的重要社交、工作或娱乐活动？

viii. 在危险情况下使用：你是否有在对身体有危险的情况下多次使用镇静剂、催眠药或抗焦虑药的经历，如在受镇静剂影响的情况下仍开车或操作机械？

ix. 尽管意识到生理或心理问题，仍继续沉迷：即使你怀疑或甚至知道使用镇静剂、催眠药或抗焦虑药会产生身心问题或令其加重，是否仍然使用镇静剂、催眠药或抗焦虑药？

x. 耐受的表现如下列之一。

- 剂量大增：你是否发现，为达到使用镇静剂、催眠药或抗焦虑药的过瘾或预期效果，你需要使用比过去大得多的剂量？
- 效果明显降低：你是否发现，如果使用与过去相同剂量的镇静剂、催眠药或抗焦虑药，则产生的效果较之过去要小得多？

xi. 戒断的表现如下列之一。

- 特征性镇静剂、催眠药或抗焦虑药戒断综合征：停止使用镇静剂、催眠药或抗焦虑药后，你是否有戒断反应？
- 摄入了相同或相近的物质以缓解或避免戒断症状：你是否曾服用镇静剂、催眠药或抗焦虑药或另一种物质，以阻止、预防戒断反应？

b. 修饰词。

i. 标注。

- 早期缓解。
- 持续缓解。
- 在受控制的环境下。

ii. 严重程度。

- 轻度：当满足 2 项或 3 项指标时，则适用。
- 中度：当满足 4 项或 5 项指标时，则适用。

- 重度：当满足 6 项或更多指标时，则适用。

c. 替代性选择：如果一个人有与使用镇静剂、催眠药或抗焦虑药相关的问题，该问题不可归类为镇静剂、催眠药或抗焦虑药使用障碍；镇静剂、催眠药或抗焦虑药中毒；镇静剂、催眠药或抗焦虑药戒断；镇静剂、催眠药或抗焦虑药中毒谵妄；镇静剂、催眠药或抗焦虑药戒断谵妄；镇静剂、催眠药或抗焦虑药所致的重度或轻度神经认知障碍；镇静剂、催眠药或抗焦虑药所致的精神病性障碍；镇静剂、催眠药或抗焦虑药所致的双相障碍；镇静剂、催眠药或抗焦虑药所致的抑郁障碍；镇静剂、催眠药或抗焦虑药所致的焦虑障碍；镇静剂、催眠药或抗焦虑药所致的性功能失调；或镇静剂、催眠药或抗焦虑药所致的睡眠障碍，则考虑患有未特定的镇静剂、催眠药或抗焦虑药相关障碍（见 DSM-5，第 560 页）。

17. 镇静剂、催眠药或抗焦虑药中毒

a. 纳入标准：要求在使用镇静剂、催眠药或抗焦虑药后不久，出现下列症状之一。

i. 口齿不清。

ii. 共济失调。

iii. 步态不稳。

iv. 眼球震颤。

v. 认知功能（即注意力或记忆）障碍。

vi. 恍惚或昏迷。

b. 纳入标准：要求临床有严重的问题行为或心理变化。

自开始使用镇静剂、催眠药或抗焦虑药后，你是否观察到自己思想或行为上的任何重大改变？你是否出现过问题行为，或产生过问题想法，且这些事情或想法

是在没有使用镇静剂、催眠药或抗焦虑药的情况下不会去做的或去想的？

c. 排除标准：如果症状是因另一种躯体疾病引起，或可以用另外一种精神障碍，包括另一种物质中毒更好地解释，则不予诊断。

18. 镇静剂、催眠药或抗焦虑药戒断

a. 纳入标准：要求有以下症状中的至少 2 种，症状在停止（或减少）大量且长期使用镇静剂、催眠药或抗焦虑药的几个小时至几天内出现。

i. 自主神经功能亢进。

ii. 手颤。

iii. 失眠：在过去几天时间里，你是否发现自己比平常更加难以入睡或保持睡眠状态？

iv. 恶心或呕吐：在过去几天里，你是否感到胃部不适、恶心甚至呕吐？

v. 短暂的视、触或听幻觉或错觉：在过去几天里，你是否曾担心自己的大脑在捉弄你，比如看到、听到或感觉到别人看不到的事情？

vi. 精神运动性激越。

vii. 焦虑：在过去几天里，你是否较平常感到更多的烦恼或焦虑？

viii. 癫痫大发作。

b. 排除标准：如果症状是由另一种躯体疾病引起，或可以用另外一种精神障碍，包括另一种物质中毒或戒断反应更好地解释，则不予诊断。

c. 修饰词。

i. 标注。

- 伴知觉异常：当幻觉伴完整的现实检验能力

时，或者当听、视或触幻觉在没有谵妄的情况下出现时，则适用。

d. 替代性选择：如果一个人有与使用镇静剂、催眠药或抗焦虑药相关的问题，且该问题不可归类为镇静剂、催眠药或抗焦虑药相关障碍，则考虑患有未特定的镇静剂、催眠药或抗焦虑药相关障碍（见 DSM-5，第 560 页）。

19. 兴奋剂使用障碍

a. 纳入标准：需要存在一种兴奋剂使用的问题模式，这种模式会导致临床上的严重损害或痛苦。该损害或痛苦在 12 个月内表现为以下情况中的至少 2 种。

i. 长期使用比期望更多的兴奋剂：在使用兴奋剂时，你是否发现自己比计划使用了更大剂量或更长时间的兴奋剂？

ii. 持续希望减少对兴奋剂的使用，或未能成功减少对兴奋剂的使用：你是否曾希望减少或停止对兴奋剂的使用？你是否曾试过减少或停止对兴奋剂的使用，但却未能成功？

iii. 花费大量时间：你是否花费大量时间获取兴奋剂、使用兴奋剂，或花费大量时间从兴奋剂使用的状态中恢复过来？

iv. 渴求：你有过想要使用兴奋剂的强烈愿望或渴望的经历吗？

v. 未能履行主要角色义务：你是否因为使用兴奋剂而一再地未能履行工作、家庭或学校的主要责任义务？

vi. 尽管意识到存在人际关系或社交问题，仍继续使用：即使你怀疑或甚至知道使用兴奋剂会带来人际/社交问题或使其加重，是否也仍然使用兴奋剂？

vii. 为兴奋剂放弃活动：你是否有因使用兴奋剂而放弃或减少重要的社交、工作或娱乐活动？

viii. 在危险情况下使用：你是否有在对身体有危险的情况下多次使用兴奋剂的经历，如在受其毒性影响的情况下仍开车或操作机械？

ix. 尽管意识到生理或心理问题，仍继续使用：即使你怀疑或甚至知道使用兴奋剂会产生身心问题或令其加重，是否仍然使用兴奋剂？

x. 耐受的表现如下列之一。**注：**如是在遵医嘱的情况下使用兴奋剂，则不符合这一标准。

- 剂量大增：你是否发现，为达到使用兴奋剂的过瘾或期望效果，需要使用比过去大得多的剂量？
- 效果明显降低：你是否发现，如果使用与过去相同剂量的兴奋剂，则产生的效果比过去要小得多？

xi. 戒断的表现如下列之一。**注：**如是在遵医嘱的情况下使用兴奋剂，则不符合这一标准。

- 特征性兴奋剂戒断综合征：停用兴奋剂后，你是否有戒断反应？
- 摄入了相同或相近的物质以缓解或避免戒断症状：你是否曾服用兴奋剂或另一种物质，以阻止戒断反应？

b. 修饰词。

i. 特定兴奋剂。

- 苯丙胺类物质。

- 可卡因。
- 其他或未特定的兴奋剂。

ii. 标注。

- 早期缓解。
- 持续缓解。
- 在受控制的环境下。

iii. 严重程度。

- 轻度：当满足 2 项或 3 项指标时，则适用。
- 中度：当满足 4 项或 5 项指标时，则适用。
- 重度：当满足 6 项或更多指标时，则适用。

c. 替代性选择：如果一个人有与兴奋剂使用相关的问题，该问题不可归类为兴奋剂使用障碍、兴奋剂中毒、兴奋剂戒断、兴奋剂中毒谵妄、兴奋剂所致的精神病性障碍、兴奋剂所致的双相障碍、兴奋剂所致的抑郁障碍、兴奋剂所致的焦虑障碍、兴奋剂所致的性功能失调或兴奋剂所致的睡眠障碍，则考虑未特定的兴奋剂相关障碍（见 DSM-5，第 570 页）。

20. 兴奋剂中毒

a. 纳入标准：需要在使用兴奋剂后不久出现至少 2 种以下体征。

i. 心动过速或心动过缓。

ii. 瞳孔扩大。

iii. 血压升高或降低。

iv. 出汗或发冷：在过去几个小时，你是否发冷或比平常出汗更多？

v. 恶心或呕吐：在过去几个小时，你是否感到胃部不适、恶心甚至呕吐？

vi. 体重减轻的迹象。

vii. 精神运动性激越。

viii. 肌肉无力、呼吸抑制、胸痛或心律失常。

ix. 精神混乱、癫痫、运动障碍、肌张力障碍或昏迷。

b. 纳入标准：要求临床有严重的问题行为或心理变化。

既然开始了解本处有关兴奋剂使用的章节，你是否观察到自己思想或行为的任何重大改变？你是否出现过问题行为，或产生过问题想法，且这些事情或想法是在没使用兴奋剂的情况下不会去做或去想的？

c. 排除标准：如果症状是因另一种躯体疾病引起，或可以用另外一种精神障碍，包括另一种物质引起的中毒更好地解释，则不要做出诊断。

d. 修饰词。

i. 标注。

- 伴知觉异常：当幻觉伴完整的现实检验能力时，或者当听、视或触幻觉在没有谵妄的情况下出现时，则适用。
- 苯丙胺类物质或可卡因。

21. 兴奋剂戒断

a. 纳入标准：需要存在以下症状，症状在停止（或减少）大量且长期的兴奋剂使用的几个小时至几天内出现。

i. 心境烦躁不安：在过去几个小时或几天时间里，你是否比平常感到情绪更加低落或抑郁？

b. 纳入标准：还需要至少2种以下症状。

i. 疲劳：在过去几个小时或几天时间里，你是否感到极其困乏或疲倦？

ii. 清晰且令人不悦的梦：在过去几个小时或几天时间里，你是否做过不同寻常的清晰且令人不快的梦？

iii. 失眠或嗜睡：在过去几个小时或几天时间里，你是否发现自己比平常更加难以入睡并保持睡眠状态？或者，你是否发现自己比平常的睡眠时间更长？

iv. 食欲增加：在过去几个小时或几天时间里，你是否比平常更加渴望食物？

v. 精神运动性迟滞或激越。

c. 排除标准：如果症状是由另一种躯体疾病引起，或可以用另外一种精神障碍，包括另一种物质中毒或戒断反应更好地解释，则不予诊断。

d. 修饰词。

i. 苯丙胺类物质或可卡因。

e. 替代性选择：如果有人经历与使用兴奋剂相关的问题，且该问题不可归类为兴奋剂相关障碍，则考虑未特定的兴奋剂相关障碍（见 DSM-5，第 570 页）。

22. 烟草使用障碍

a. 纳入标准：需要存在一种烟草使用的问题模式，且该模式会导致临床上的严重损害或痛苦。该损害或痛苦在 12 个月内表现为以下情况中的至少 2 种。

i. 长期使用较期望更多的烟草：在你使用烟草时，有发现自己比原计划使用了更大量或更长时间的烟草吗？

ii. 持续希望减少对烟草的使用，或未能成功减少对烟草的使用：你希望减少或停止对烟草的使用吗？你曾有试过减少或停止对烟草的使用，但并未成功吗？

iii. 花费大量时间：你是否花费大量时间获取或使用烟草，或从使用烟草的状态中恢复过来？

iv. 渴求：你有过想要使用烟草的强烈愿望或渴望的

经历吗？

v. 未能履行主要角色义务：你是否因为使用烟草一再地未能履行工作、家庭或学校的主要角色义务？

vi. 尽管意识到存在人际关系或社会问题，仍继续吸烟：即使你怀疑或甚至知道使用烟草会带来人际／社交问题或使其加重，是否也仍然使用烟草？

vii. 为烟草而放弃活动：你是否有因使用烟草而放弃或减少重要社交、工作或娱乐活动？

viii. 在危险情况下使用：你是否有屡次在对身体有危险的情况下吸烟的经历，如在床上吸烟？

ix. 尽管意识到存在生理或心理问题，仍继续沉迷：即使你怀疑或甚至知道使用烟草会产生身心问题或令其加重，是否仍然使用烟草？

x. 耐受的表现如下列之一。

- 剂量大增：你是否发现，为达到使用烟草的预期效果，需要使用比过去大得多的用量？
- 效果明显降低：你是否发现，如果使用与过去相同量的烟草，则产生的效果比过去要小得多？

xi. 戒断的表现如下列之一。

- 特征性烟草戒断综合征：停用烟草后，你是否有戒断反应？
- 摄入了相同的物质以缓解或避免戒断症状：你是否曾经使用烟草来避免或缓解烟草戒断症状？

b. 修饰词。

i. 标注。

- 早期缓解。
- 持续缓解。
- 维持治疗。
- 在受控制的环境下。

ii. 严重程度。

- 轻度：当满足 2 项或 3 项指标时，则适用。
- 中度：当满足 4 项或 5 项指标时，则适用。
- 重度：当满足 6 项或更多指标时，则适用。

23. 烟草戒断

a. 纳入标准：需要至少存在 4 种以下症状，这些症状在每天吸烟至少数周后，在停止（或减少）使用烟草的 24 小时内出现。

i. 易怒、失意或愤怒：在过去 24 小时里，你是否比平常感到更加易怒、失意或愤怒？

ii. 焦虑：在过去 24 小时里，你是否比平常感到更加烦恼或焦虑？

iii. 难以集中注意力：在过去 24 小时里，你是否难以将注意力集中在某项任务或活动上？

iv. 食欲增加：在过去 24 小时里，你是否比平常更加渴望食物？

v. 焦躁不安：在过去 24 小时里，你是否感到比平常更难以保持安定？

vi. 情绪低落：在过去 24 小时里，你是否比平常感到情绪更加低落或抑郁？

vii. 失眠：在过去 24 小时里，你是否发现自己比平常更加难以入睡或保持睡眠状态？

b. 排除标准：如果症状是由另一种躯体疾病引起，或可以用另外一种精神障碍，包括另一种物质中毒或戒断反应更好地解释，则不予诊断。

c. 替代性选择：如果一个人有与使用烟草相关的问题，且该问题不可归类为烟草相关障碍，则考虑未特定的烟草相关障碍（见 DSM-5，第 577 页）。

24. 其他（或未知）物质使用障碍

a. 纳入标准：需要存在一种使用有毒物质的问题模式。该物质无法归类于上述其他物质分类中，这种模式会导致临床严重损害或痛苦。该损害或痛苦在 12 个月内表现为以下情况中的至少 2 种。

i. 长期使用该种物质，并且使用量比期望更多：在使用该物质时，你是否发现自己使用得比原计划更加频繁，或时间更长吗？

ii. 持续希望减少对该物质的使用，或未能成功减少对该物质的使用：你希望减少或停止对该物质的使用吗？你曾有试过减少或停止对该物质的使用，但却并未成功吗？

iii. 花费大量时间：你是否花费大量时间在获取或使用该物质，或从使用该物质的状态中恢复过来？

iv. 渴求：你有过想要使用该物质的强烈愿望或渴望的经历吗？

v. 未能履行主要角色义务：你是否因为使用该物质而一再地未能履行主要的工作责任、家庭责任或学校义务？

vi. 尽管意识到存在人际关系或社会问题，仍继续使用：即使你怀疑或甚至知道会带来人际 / 社交问题或使其加重，是否仍然使用该物质？

vii. 为该物质而放弃活动：你是否有因使用该物质而放弃或减少重要社交、工作或娱乐活动？

viii. 在危险情况下使用：你是否有在对身体有危险的情况下多次使用该物质的经历，如在受其毒性影响的情况下仍开车或操作机械？

ix. 尽管意识到存在生理或心理问题，仍继续使用：即使你怀疑或甚至知道使用该物质会产生身心问题或令其加重，是否仍然使用？

x. 耐受的表现如下列之一。

- 剂量大增：你是否发现，为达到使用该物质的沉迷或期望效果，需要使用比过去大得多的剂量？
- 效果明显降低：你是否发现，如果使用与过去相同剂量的该种物质，则产生的效果比过去要小得多？

xi. 戒断的表现如下列之一。

- 该物质特征性戒断综合征：停用该物质后，你是否有戒断反应？
- 摄入了相同或相近的物质以缓解或避免戒断症状：你是否曾服用该物质或另一种物质，以阻止戒断反应？

b. 修饰词。

i. 标注。

- 早期缓解。
- 持续缓解。
- 在受控制的环境下。

ii. 严重程度。

- 轻度：当满足 2 或 3 种症状时，则适用。
- 中度：当满足 4 或 5 种症状时，则适用。
- 重度：当满足 6 种或更多症状时，则适用。

c. 替代性选择。

   i. 如果一个人有与使用该物质相关的问题，且该问题不可归类为其他（或未知）物质使用障碍、其他（或未知）物质中毒、或其他（或未知）物质戒断，则考虑未特定的其他（或未知）物质相关障碍（见DSM-5，第585页）。

25. 其他（或未知）物质中毒

   a. 纳入标准：是一种可逆的物质使用特异性综合征的发展而致，该综合征可能是由于近期摄入了一种未在别处列出的物质或未知物质（或是因为受到该物质的暴露）。

   b. 纳入标准：要求临床有严重的问题行为或心理变化。既然开始了解本处有关物质使用的章节，你是否观察到自己行为、心情或判断的任何重大改变？你是否出现过问题行为，或出现过问题想法，且这些事情或想法是你在未使用该物质的情况下不会去做或去想的？

   c. 排除标准：如果症状是由另一种躯体疾病引起，或可以用另外一种精神障碍，包括因另一种物质中毒更好地解释，则不予诊断。

26. 其他（或未知）物质戒断

   a. 纳入标准：在长期大量使用某物质的情况下，停止（或减少）使用该物质后不久出现的物质使用特异性综合征的发展而致。

   b. 纳入标准：需要在社交、职业或其他重要功能方面出现临床严重痛苦或损害。

   c. 排除标准：如果症状是因另一种躯体疾病引起，或可以用另外一种精神障碍，包括由另一种物质引起的戒断反应更好地解释，则不予诊断。

27. 赌博障碍

a. 纳入标准：需要有持续、反复的有问题的赌博行为，这种行为会导致临床上的严重损害或痛苦，并持续至少 12 个月，如下列症状中的至少 4 种。

i. 增加赌博支出：你是否发现，要从赌博中获取想要的刺激，需要花费的钱越来越多？

ii. 戒赌时烦躁：当你想要试着减少赌博或戒赌时，是否烦躁或不安？

iii. 无法停止赌博：你是否有屡次试图减少赌博次数或戒赌失败的经历？

iv. 沉湎于赌博：你是否沉湎于赌博？

v. 苦恼时赌博：当你焦虑、情绪不佳或无助时，是否赌博？

vi. 试图赢回损失：失去钱财后，你是否换个日子再回去赌博，以试图赢回损失？

vii. 说谎：你是否说谎隐瞒赌博金额？

viii. 丢失关系：你是否因赌博而失去与他人的关系、工作或机会？

ix. 借钱：你是否必须依靠他人的金钱来弥补赌博造成的令人绝望的财务状况？

b. 排除标准：如果躁狂发作更好地解释赌博行为，则不予诊断。

c. 修饰词。

i. 病程。

- 阵发性：在多于一个时间点满足诊断标准，在赌博障碍发作之间，赌博症状至少有几个月的时间是消退的。
- 持续性：多年持续经历症状，满足诊断标准。

- 早期缓解。
- 持续缓解。

ii. 严重程度。

- 轻度：当满足 4 项或 5 项标准时，则适用。
- 中度：当满足 6 项或 7 项标准时，则适用。
- 重度：当满足 8 项或 9 项标准时，则适用。

神经认知障碍

DSM–5，第 591~643 页

筛查问题： 使用简易精神状态检查（MMSE）。

- 如果患者存在定向障碍，则参考谵妄标准。
- 如果患者无定向问题，但存在认知困难，则询问：*你能如以前一样独立生活吗？例如，你能如以前一样做饭吗？能像以前一样维持用药情况并维持自己的经济状况吗？*
- 如果回答是，则参考轻度神经认知障碍标准。
- 如果患者或其看护人回答否，则参考重度神经认知障碍标准。

1. 谵妄

a. 纳入标准：需要以下 3 种障碍全部出现，这通常通过检查的方法进行评估（尤其是 MMSE），而非通过诊断问题进行评估。

i. 注意力和意识障碍，表现为指向、集中、维持和转移注意力的能力下降。

ii. 表示从基线开始的剧烈变化并在短时间内（数小时至数天）发展起来的障碍，其严重程度容易在一天内有所起伏。

iii. 认知变化，如记忆缺失、定向障碍、语言障碍、视觉空间能力或知觉变化。

b. 排除标准。

i. 如果认知变化能用早已存在、已确定或正在发展中的神经认知障碍更好地解释，则不予诊断。

ii. 如果认知障碍发生在觉醒水平严重降低的情况下，如昏迷，则不予诊断。

iii. 如果认知障碍是由于另一种躯体疾病、物质中毒或戒断反应引起，或接触毒素所致的直接生理性后果，或是由于多种病因引起，则不予诊断。

c. 修饰词。

i. 亚型。

- 物质中毒性谵妄：当纳入标准（i）和（iii）占主导时，则适用。
- 物质戒断性谵妄：当纳入标准（i）和（iii）占主导时，则适用。
- 药物所致谵妄：当纳入标准（ii）和（iii）作为按处方服药的药物副作用出现时，则适用。
- 由于其他躯体疾病所致的谵妄。
- 由于多种病因所致的谵妄。

ii. 标注。

- 急性：持续数小时或数天。
- 持续性：持续数周或数月。
- 活动过度。
- 活动减退。
- 混合性活动水平。

d. 替代性选择：如果你不能确定患者发生谵妄的原因，或者如果他的谵妄是亚综合征，则考虑未特定的谵妄（见 DSM-5，第 602 页）。如果你想说明某人症状不符合谵妄的全部标准的具体原因，则考虑其他特定的谵妄（见 DSM-5，第 602 页）。例如，衰减谵妄综合征。

2. 重度神经认知障碍
    a. 纳入标准：需要根据以下 $\underline{2}$ 项来表明患者的认知能力在一个或多个认知领域内，与以前的认知水平相比，出现明显下降的证据，这通常是通过检查来进行评估的，尤其是 MMSE，而不是通过诊断问题进行评估。
        i. 个体、知情人或临床医生的关注，患者已经出现了显著的认知能力减退。
        ii. 认知能力严重受损，最好通过标准化的神经心理测试来进行临床记录。如果不适用，则通过另一种定量临床评估量表来进行记录。
    b. 纳入标准：认知缺陷会干扰患者日常活动的独立性。
    c. 排除标准：如果认知能力受损只在患者精神错乱时出现，或主要是另一种精神障碍带来的结果，则不予诊断。
    d. 修饰词。
        i. 亚型：标注是否因为以下原因引起。
            - 阿尔茨海默病：特征是起病隐袭和认知障碍进行性发展，记忆受损是一种早期的突出特征。需要排除其他已知的神经认知障碍。（全部标准见 DSM-5，第 611~612 页。）
            - 额颞叶痴呆：需要有与行为或语言变化有关的特有损伤的证据。行为变化可以包括社会认知和（或）执行能力的显著下降；去抑制；情感淡漠或惰性；同情心或同理心缺失；持续性、刻板或强迫性 / 仪式性行为；把看到的任何东西塞入口中以及饮食变化。语言变化包括语言能力的显著下降，表现形式涉及语言产生、单词查找、对象命名、语法或单词理解。在这两种变化中，患者的学习、记忆和感知运动功能都相对未受影响。需要排除另一种神经认知障碍。（全部标准见 DSM-5，第 614~615 页。）

- 路易体病：需要患者波动性认知的证据，伴有注意力和警觉性的明显变化；反复出现幻视（常常很完整且很详细）；并有帕金森病的自发性特点。出现运动症状至少要比认知受损晚一年。需要排除另一种神经认知障碍。（全部标准见 DSM-5，第 618~619 页。）
- 血管疾病：需要脑血管疾病的证据，并排除其他已知的神经认知障碍。患者信息处理速度、复杂事务注意力或前额叶执行功能的缺陷都具有特征性。其发作在时间上与一个或多个脑血管事件相关。（全部标准见 DSM-5，第 621 页。）
- 创伤性脑损伤：需要头部撞击或颅骨内大脑的其他组织快速位移，导致出现以下 1 种或以上的情况——患者失去意识、伤后失忆、定向障碍和混乱，或有神经学体征。认知缺陷在创伤后或意识恢复后立即出现，并持续至创伤急性期之后（即至少一周）。（全部标准见 DSM-5，第 624 页。）
- 物质 / 药物使用：需要过去或现在的物质使用与认知缺陷之间的病因关系的推定证据。患者必须已经使用一段时间和程度的物质或药物，能够产生神经认知损伤。要求排除另一种躯体疾病或精神障碍，或当前的中毒或戒断反应。

（全部标准见 DSM-5，第 627~629 页。）

- HIV 感染：需要明确的 HIV 感染。症状无法用进行性多病灶脑白质病或隐球菌性脑膜炎等继发性脑部疾病来更好地进行解释。需要排除另一种神经认知障碍。（全部标准见 DSM-5，第 632 页。）
- 朊病毒病：需要证据，表明患者的神经认知障碍是由朊病毒病引起。需要存在朊病毒病的运动特征的证据或生物标志物的证据。需要排除认知缺陷（由谵妄引起）或其他精神障碍。（全部标准见 DSM-5，第 634~635 页。）
- 帕金森病：需要已确诊患者存在帕金森病，并已确诊存在认知缺陷损伤，起病隐匿，认知障碍进行性发展。（全部标准见 DSM-5，第 636~637 页。）
- 亨廷顿病：需要患者存在临床确诊的亨廷顿病；存在疾病风险的证据（根据家族史或基因检测）；并存在认知缺陷损伤，起病隐匿，认识障碍进行性发展。（全部标准见 DSM-5，第 638~639 页。）
- 其他躯体疾病：需要证据表明神经认知障碍是由另一种躯体疾病引起。需要排除认知缺陷（由谵妄引起）或其他精神障碍。（全部标准见 DSM-5，第 641 页。）
- 多种病因：需要来自患者病史、身体检查或实验室发现的证据，证明患者神经认知障碍是由超过一种病因过程（不包括物质使用）所引起的病理生理结果。需要排除认知缺陷（由谵妄引起）或其他精神障碍。（全部标准见 DSM-5，第 642 页。）

- 未特定：可用于阈下综合征、非典型表现、不明病因或未列于 DSM-5 中的特定综合征。（见 DSM-5，第 643 页。）

ii. 标注。

- 无行为异常。
- 伴行为异常。

iii. 严重程度。

- 轻度：当某人功能性的日常生活活动存在某些困难时，则适用。
- 中度：当某人日常生活基本活动存在困难时，则适用。
- 重度：当某人完全依赖于他人时，则适用。

3. 轻度神经认知障碍

a. 纳入标准：需要根据以下 2 项来表明患者的认知能力在一个或多个认知领域内，与以前的认知水平相比，开始出现明显下降的证据，这通常是通过检查来进行评估，尤其是 MMSE，而不是通过诊断问题来进行评估。

i. 个体、知情人或临床医生的关注，患者已经出现显著的认知能力减退。

ii. 患者认知能力严重受损，最好通过标准化的神经心理测试来进行记录。如果不适用，则通过另一种定量临床评估量表来进行记录。

b. 纳入标准：患者认知缺陷不会影响日常活动的独立能力（但可能需要更大的努力、补偿策略或调节）。

c. 排除标准：如果认知能力受损只在患者精神错乱时出

现，或主要是另一种精神障碍带来的结果，则不予诊断。

d. 修饰词。

i. 亚型（见上述重度神经认知障碍中的完整描述）：标注是否因为以下原因。

- 阿尔茨海默病。
- 额颞叶痴呆。
- 路易体病。
- 血管疾病。
- 创伤性脑损伤。
- 物质 / 药物使用。
- HIV 感染。
- 朊病毒病。
- 帕金森病。
- 亨廷顿病。
- 其他躯体疾病。
- 多种病因。
- 未特定。

ii. 标注。

- 无行为异常。
- 伴行为异常。

人格障碍

DSM-5，第 645~684 页

筛查问题：当有人回顾自己的生活时，他们可以识别出从其年轻时开始并在之后的许多个人和社会生活情景中出现的行为模式——有特点的想法、情绪和行动。思考自己的生活，你是否能识别出对你的生活造成严重影响的模式，包括与你的朋友或家人相关的，或造成工作中的问题的行为模式，或造成另一种情景下的问题行为模式？

如果是，则询问：当想到这些从年轻时就出现的有特点的行为模式时，你能从对自己行为和他人的认识方式、对令人激动或感到困难的环境的情绪反应方式、与他人的互动方式，或对自己的冲动和强烈欲望的控制能力中识别出不变的行为模式吗？

如果是，则询问：纵观你的一生，在下列行为方式中，有一项或多项是长期相对较稳定的吗？

- 不信任他人，并怀疑他们是有恶意的。
- 感到脱离了与他人的亲密关系，并倾向于不表达过多情感。
- 对亲密关系感到不适，并喜欢被许多人认为不正常或古怪的活动。
- 漠视其他人的权利，不关心这些权利对他们的影响。
- 你自己、你的情绪以及你的关系在不断发生变化。
- 更情绪化，比其他人渴望得到更多的关注。
- 感到自己比他人更加完美或更应受到赞扬。
- 避开他人，因为你感到自卑，或害怕他人会批评或拒绝你。
- 极其希望会有人来照顾你，以至于你变得屈从或缠人，并一再担心他们会离开你。
- 专注于让事物正确有序、完美或处于掌控之下。
- 如果对他人不信任和怀疑他人占据主导，则参考偏执型人格障碍标准。
- 如果情感疏离和有限的情感范围占据主导，则参考分裂样人格障碍标准。
- 如果对亲密关系感到不适和行为古怪占据主导，则参考分裂型人格障碍标准。
- 如果漠视他人权利占据主导，则参考反社会型人格障碍标准。
- 如果人际关系不稳定、自我形象不稳定和情感不稳定占据主导，则参考边缘型人格障碍标准。

- 如果过度情绪化和过度希望获得关注占据主导，则参考表演型人格障碍标准。
- 如果自大和受赞扬的需求占据主导，则参考自恋型人格障碍标准。
- 如果社交抑制和能力不足感占据主导，则参考回避型人格障碍标准。
- 如果受关心的需求占据主导，则参考依赖型人格障碍标准。
- 如果专注于秩序、完美主义和控制占据主导，则参考强迫型人格障碍标准。

1. 偏执型人格障碍
   a. 纳入标准：需要一种不信任和普遍怀疑的模式，把他人的动机解释为是有恶意性的，需符合下列表现中的至少 4 种。
      i. 怀疑利用或伤害：你是否经常怀疑他人在利用、伤害或欺骗你，即使是在你已经减少收集这些怀疑证据的情况下？
      ii. 满是怀疑：你是否发现，自己的思想被思考你生命中所遇之人忠诚与否，或是否值得信任所占据？
      iii. 不愿倾诉：你是否常常不愿告诉他人自己的个人或私人事情，因为害怕他们会使用这些信息来害你？
      iv. 解读言外之意：他人是否经常说出一些话，或做一些事来贬低你或威胁你？
      v. 坚持记仇：当有人侮辱、伤害或怠慢你时，你是否感到很难原谅他？通常情况下，你是否记仇？
      vi. 感受对你个性的攻击：你是否发现他人常常通过

说或做什么事情来攻击你的个性或名声？你是否反击或表现出愤怒的反应？

vii. 怀疑不忠诚：当卷入亲密关系时，你是否在没有任何证据的情况下屡次怀疑伴侣对自己不忠？

b. 排除标准：如果这种障碍只发生在精神病性障碍、双相障碍或伴精神病性特征的抑郁障碍的病程中，或者它是另一种躯体疾病的生理效应，则不予诊断。

2. 分裂样人格障碍

a. 纳入标准：需要一种在人际关系方面疏离于社会关系和在人际交往时情绪表达受限的普遍模式，如下列表现形式中的至少 4 种所示。

i. 既不渴望也不享受亲密关系：你是否发现自己既不渴望也不享受与他人亲近，包括你的家人？

ii. 选择单独的活动：当你有所选择时，是否几乎总是会选择可以独立完成而无须他人参与的活动？

iii. 对与他人一起经历性体验兴趣不大：如果余生都没有与他人共同经历的浪漫体验或性体验，你是否能够接受？

iv. 只能从很少的活动中获得乐趣：你是否发现只有很小一部分活动能为你带来乐趣或享受？

v. 缺少密友和知己：除直系亲属外，你是否发现自己没有亲密的朋友或者可以分享私事或个人秘密的人？

vi. 对赞扬和批评表现得漠不关心：他人表扬或批评你时，你是否发现这对你毫无影响？

vii. 表现出情绪冷淡或情感疏离：你是否很少经历强烈的情感，如愤怒或高兴？你是否很少回应微笑或点头等手势或面部表情？

b．排除标准：如果这种障碍只发生在精神病性障碍、双相障碍或伴精神病性特征的抑郁障碍，或是孤独症谱系障碍的病程中，或者是另一种躯体疾病的生理效应，则不予诊断。

3．分裂型人格障碍

a．纳入标准：需要一种社会关系和人际缺陷的普遍模式。该缺陷特点是对亲密关系迅速感到不适，对亲密关系包容力低，以及认知和感知的扭曲或怪癖，要符合下列表现形式中的至少5种。

i．被作为讨论对象的想法：是否经常觉得他人似乎在讨论你或是在关注你？

ii．奇怪的信仰或神奇的想法：你是否非常迷信？你是否沉迷于超自然现象或神奇现象？你是否拥有特殊的力量可以在事件发生之前感知事件，或者读取他人的思想？

iii．不寻常的感知体验：你是否有时候能感到存在其他人看不见的另一个人，且会跟你说话？

iv．奇怪的想法和言语：是否有人曾告诉你，你所说的话，或者你说话的方式与众不同，且不妥当？

v．疑心或偏执：你是否经常怀疑其他人在利用、伤害或欺骗你？

vi．不恰当或受限制的情感：你是否注意到自己的情绪体验和表情都处于一个狭窄、有限的范围内，并且随着时间的推移并未发生太大变化？是否有其他人告诉你，你对情绪刺激性情景的反应并不如他们所预料的一样？

vii．奇怪或古怪的外表或行为：是否有其他人告诉你，你的行为和外表似乎很奇怪或奇特？

viii. 缺少密友和知己：除直系亲属外，你是否发现自己没有亲密的朋友或者可以分享私事或个人秘密的人？

ix. 过度的社交焦虑：在社交场景中，尤其是在被陌生人环绕的环境下，你是否常常担心或焦虑？

b. 排除标准：如果这种障碍只发生在精神病性障碍、双相障碍或伴精神病性特征的抑郁障碍，或是孤独症谱系障碍的病程中，则不予诊断。

4. 反社会型人格障碍

a. 纳入标准：需要一种漠视和妨碍他人权利的普遍模式，符合下列表现形式中的至少3种。

i. 反复实施应受到法律制裁的行为：你是否反复破坏或偷窃他人财产、骚扰他人，或是做出其他会让你触犯法律的行为？

ii. 欺诈：你是否经常通过声称自己拥有不属于自己的成就、品质或身份来粉饰性地展示自己？你是否经常通过欺骗他人取乐或获得经济利益？

iii. 易冲动：你是否经常努力制订并遵循计划？你是否经常在没有计划或考虑后果的情况下，因一时冲动而采取行动？

iv. 造成攻击的侵略性：你是否经常暴躁易怒，使你常常与他人对峙或甚至攻击他人？你是否曾攻击过某人或发生过并非出于自卫的肢体冲突？

v. 不顾安全的鲁莽：你是否经常不计后果，卷入危险性、风险性以及可能伤害自身和他人的活动之中？

vi. 一贯无责任感：当你签订协议或做出承诺时，是否经常无视或不履行自己的承诺？当你有家庭义务和金融债务时，是否经常忽视它们？

vii. 缺乏自责：你是否极少关心他人的感受、需求或痛苦？如果你曾伤害或虐待他人，在这之后是否几乎没有感受到后悔或自责？

b. 纳入标准：具有品行障碍的证据，并在 15 岁前发作。

c. 排除标准：如果障碍仅在精神分裂症或双相障碍病程中出现，则不予诊断。

5. 边缘型人格障碍

a. 纳入标准：需要一种社会关系不稳、自我形象不稳、情感不稳以及显著性冲动的普遍模式，如下列表现形式中的至少 5 种。

i. 为避免被抛弃而做出的疯狂努力：当感到亲近之人想要抛弃你时，你是否做出情绪化甚至疯狂的举动来防止他们离开你？

ii. 不稳定的人际关系：是否你的大多数人际关系都波动剧烈且不稳定？你是否在极端理想化对方和极端贬低对方之间交替变动，好像你生命中的人不是真正的好人，就是真正的坏人？

iii. 身份困扰：你是否对自己是谁有非常不稳定或不清楚的感受？你的愿望、目标、观点、价值观是否经常突然变化？

iv. 有在至少两个领域的非自杀性或自残性行为的自我伤害冲动：你是否经常在没有计划或考虑结果的情况下，因一时冲动而采取行动？你是否经常在未考虑后果的情况下，卷入危险性、风险性以及可能伤害自身的活动之中？

v. 类自杀性或自杀性行为：你是否经常威胁称要伤害自己甚至杀死自己？你是否反复尝试伤害、危害或杀死自己？

vi. 情感不稳定：你的情绪是否容易激动或变得强烈？你是否常有强烈的悲伤、烦恼或担忧感，且其通常只持续数小时，绝不超过数天的时间？

vii. 长期空虚：你是否长期感到空虚？

viii. 愤怒：你是否经常经历强烈的愤怒（通常比触发事件本身或环境所带来的愤怒感受要更加强烈），并经常发火？

ix. 短暂的偏执或分离症状：在承受压力时，你是否曾感到其他人在密谋针对你，或者感觉你是自己的思想、想法、感受以及身体的一名旁观者？

6. 表演型人格障碍

a. 纳入标准：需要一种过度情绪化和希望获得关注的普遍模式，如下列表现形式中的至少5种。

i. 当不是关注焦点时感到不适：当自己不是众人关注的焦点时，你是否常常感到不适或未得到赏识？

ii. 诱惑性或挑逗行为：对于你遇到的大多数人，即使你没有被他们吸引，是否也会挑逗他们？

iii. 多变而流于表面的情感：当你表达情感或感受时，它们是否会迅速发生变化？是否有其他人告诉过你，说你的情感似乎不深，或者不真诚？

iv. 利用外表来吸引注意力：你是否经常“装扮自我”，花费时间和精力在衣物和外貌上以便为自身引来关注？

v. 令人印象深刻和意义模糊的言语：是否有其他人告诉你，说你有貌似有力的观点，但他们难以理解该观点背后真实的原因？

vi. 戏剧性或夸张的情绪：你是一个非常善于表达或甚至是戏剧性的人吗？你的朋友或家人是否多次告诉你，说你在人们面前的情绪表现令他们尴尬？

vii. 易受他人影响：你是否经常被自己周围的人或自己尊重的人所影响而改变自己的观点和感受？

viii. 认为人际关系比实际更亲密：在一段人际关系的早期，你是否经常感到与人很亲近，并与之分享自己生活中的私人细节？你是否因感情而受到伤害，在这段感情中你认为你要比对方更加认真或亲密？

7. 自恋型人格障碍

a. 纳入标准：需要一种自大（幻想中或行为上的）、需要他人崇敬以及缺少同理心的普遍模式，如下列表现形式中的至少5种。

i. 对自我重要性的自大感：你会将你自己和你的成就描述得极其特殊和独特，以至于它们让你觉得与同辈人相比与众不同吗？

ii. 充满对无尽成功的幻想：当你想象梦想中的生活时，你是否对拥有无尽的成功、无限的权力、无与伦比的辉煌、非凡的美丽，或至高无上的爱充满了许多幻想？

iii. 高阶式的理解：你的能力和需求是否非常特别，让你感到似乎自己只应该与有才能的人或体系建立联系？你是否感到只有独特的人或有才能的人才能理解自己？

iv. 需要过多的敬意：如果人们没有给你应得的敬意，你是否常常感觉受到冒犯？

v. 有一种权利感：如果人们没有按你的意愿行事，或者给予你应有的对待，你是否常常会生气或是不悦？

vi. 利用：你是否善于让人去做你所希望的事情？你是否利用他人去获得你所应得的资源或特权？

vii. 缺少同理心：你是否发现自己难以分辨或识别他人的感受和需要？

viii. 羡慕：他人是否真正羡慕你或你的生活？你是否花费大量时间羡慕他人或他们的生活？

ix. 傲慢的行为或态度：其他人是否告诉过你，你的行为高傲、自以为高人一等或傲慢？

8. 回避型人格障碍

a. 纳入标准：需要一种社交抑制、能力不足感和对负面评价高度敏感的普遍模式，如下列表现形式中的至少4种。

i. 回避涉及人际交往的职业活动：你是否因为害怕人们会批评或拒绝你而经常回避许多涉及与他人交往的学校或工作活动？

ii. 在与他人共事之前需要进行确定：你是否回避结交新朋友，除非你确定他们喜欢你、接受你，不会对你有所批评？

iii. 害怕丢脸会限制亲密关系的发展：在你的亲密关系中，你是否通常很谨慎矜持，因为你害怕丢脸或受到嘲笑？

iv. 充满对在社会生活情境中受到批评的担忧：在社会生活情境中，你是否花费大量时间来担心其他人会批评或拒绝你？

v. 自身不足约束人际关系发展：在一段新的人际关

系中，你是否通常会因为害怕其他人会发现你有所不足或不合适而害羞、保持安静或克制自己？

vi. 消极的自我认知：你是否认为自己在社交方面木讷，无个人魅力或是不如别人？

vii. 不愿冒险：你是否经常不愿冒个人风险或参与任何新鲜的活动，因为你害怕自己会难堪？

9. 依赖型人格障碍

a. 纳入标准：对被人关心有着普遍和过度的心理需求，导致屈从和缠人的行为和对分离的恐惧，如下列表现形式中的至少5种。

i. 很难在没有他人再次确认的情况下做每日决策：你是否很难在没有他人建议和再次确认的情况下做每日决策（如吃什么、穿什么）？

ii. 需要其他人承担责任：你是否更愿意让其他人来为你生命中的重要决定承担责任，如住在什么地方、做什么工作，以及结交什么朋友？

iii. 难以反对他人：你是否发现自己很难反对自己所依赖的人，因为你害怕他们会不赞成你的观点，并撤回对你的支持？

iv. 很难开始一些项目或做一些事情：你是否通常缺乏自信去开始一个新的项目或独立做事？

v. 不遗余力地获取支持：你是否竭尽全力地获取他人的关心和支持，即使自甘去做令你不愉快的事？

vi. 独自一人时感到无助：当独自一人时，你是否常常感到不舒服甚至无助，因为害怕自己无法照顾自己？

vii. 急切寻求人际关系：在一段亲密关系终止后，你是否迫切寻求另一段关系，这样你可以获得自己需要的关心和支持？

viii. 充满对独自一人的恐惧：你是否会花费大量时间去担心被抛弃而落得孤单一人，没有人关心你？

10. 强迫型人格障碍

a. 纳入标准：需要一种在牺牲灵活性、开放性和效率的前提下，专注于有序、完美主义心理及人际控制的普遍模式，如下列表现形式中的至少4种。

i. 专注于秩序而妨碍了活动的重点：你是否经常发现自己太过专注于活动的细节、规则、列表、秩序、组织或安排，以至于丢掉了活动的重点？

ii. 完美主义影响任务的完成：你是否经常因自己无法达到为自己设置的高要求而无法完成项目？

iii. 专注于工作而失去友谊：你是否在工作中投入大量时间和精力，以至于自己没有时间去参与增进友谊的活动或娱乐活动？当你参与娱乐活动时，是否将之看作需要组织和掌控的严肃的任务？

iv. 多虑：是否有其他与你拥有相同文化或宗教背景的人告诉过你，他们发现你对于不犯错的态度太过严格或太过关心？你是否追求过高的道德标准，让你很难实现自己的目标？

v. 无法抛弃不能再用的物品：你是否常常发现自己很难扔掉不能再用的物品或无价值物品，即使它们已经毫无情感价值（或纪念价值）？

vi. 不愿放弃对任务的控制：你是否发现很难与他人共事或执行委派任务，因为你担心他们不会像你那样做事？

vii. 吝啬：你是否经常感到很难为自己或他人花钱？

你是否保持着远低于自己收入水平的生活水平，以节约钱财预防灾难？

viii. 刻板：你的需求是否正确，或者不会改变你的立场，并且这常常让你很难与他人建立友谊或者保持友谊？

11. 替代性选择

a. 如果一个人表现出一种长期稳定的人格障碍，该人格障碍表现为其以前的特有人格模式发生变化，并且有证据表明该人格障碍是另一种躯体疾病的直接后果，则考虑由其他躯体疾病所致的人格改变（全部标准和多个说明内容，见 DSM-5，第 682 页）。如果该诊断可以用另一种精神障碍进行更好地解释，该精神障碍仅发生在谵妄过程中，或不造成临床显著的痛苦或损害，则不予诊断。

b. 如果一个人表现出某种人格障碍的特有症状，该人格障碍会导致临床严重痛苦或损害，但不符合特定人格障碍的全部标准，则考虑未特定的人格障碍（见 DSM-5，第 684 页）。如果你想说明症状表现不满足特定人格障碍诊断标准的具体原因，则考虑其他特定的人格障碍（见 DSM-5，第 684 页）。

性欲倒错障碍

DSM–5，第 685~705 页

筛查问题：是否有任何特别的冲动、幻想或行为让你反复感到强烈的性唤起？

如果是，则询问：满足这些性幻想或冲动是否让你或他人受到伤害？或者，你是否以某位不希望被牵涉的人为对象来实现这些性幻想或冲动？

- 如果是，则参考性欲倒错障碍标准。
  1. 性欲倒错障碍
     a. 纳入标准：需要性欲倒错，这是除在与成熟、自愿的性伴侣进行生殖器刺激接触中的性兴趣以外的任何强烈且持久的性兴趣。然而，性欲倒错要成为一种疾病，则必须强烈且持续至少 6 个月，且必须在当前造成该个体的痛苦或损害，或者对他人造成个人伤害或受伤害的风险。
        i. 性欲倒错：不同的人被不同的性幻想唤起性兴奋。我将阅读一张有关性幻想的列表。我希望你告诉我，你是否有频繁发生且反复出现的性幻想、性冲动或行为与其中任何的内容相关。
           - 窥阴癖：当其他人不着寸缕、赤裸或进行性行为，且对你的窥视毫不知情时，你是否因看他们或想象在看他们而唤起性兴奋？
           - 露阴癖：你是否因对他人（而其不希望看到暴露的生殖器）暴露自己生殖器的想法而唤起性兴奋？
           - 摩擦癖：你是否因接触或摩擦他人的想法唤起性兴奋？
           - 性受虐癖：你是否因受羞辱、受束缚、被殴打或受伤害的想法而唤起性兴奋？
           - 性施虐癖：你是否因他人的身体或心理受到伤害而唤起性兴奋？
           - 恋童癖：你是否因与青春期前或青春期孩子进行的性行为唤起性兴奋？
           - 恋物癖：你是否被除异装衣物或生殖器刺激装

置以外的非生命物体唤起性兴奋？你是否被不属于生殖器的特定身体部分（如脚、脚趾或头发）唤起性兴奋？

- 异装癖：你是否因身着异性服装而唤起性兴奋？

b. 纳入标准。

i. 对于窥阴癖的诊断，经历性唤起的人和（或）对性冲动采取行动的人必须至少为18岁。

ii. 对于恋童癖的诊断，这个人必须至少为16岁，且必须比性唤起对象（儿童或儿童们）大5岁。

iii. 对于恋物癖的诊断，性唤起对象不能只包括异装服饰，或只包括专门用于刺激生殖器的物品（比如振动按摩器）。

c. 修饰词。

i. 性欲倒错障碍的常见病程标注（不适用于恋童癖）。

- 在受控制的环境下。
- 完全缓解（在不受控制的环境下，至少5年内无重新出现的行为或痛苦或损害）。

ii. 露阴癖亚型。

- 通过暴露生殖器给青春期前的儿童达到性唤起。
- 通过暴露生殖器给躯体成熟的个体达到性唤起。
- 通过暴露生殖器给青春期前的儿童和躯体成熟的个体达到性唤起。

iii. 性受虐癖标注。

- 伴性窒息（即，窒息引起性兴奋）。

iv. 恋童癖亚型。

- 专一型（仅仅被儿童吸引）。
- 非专一型。

v. 恋童癖标注。

- 仅仅被男性吸引。
- 仅仅被女性吸引。
- 被两性吸引。
- 限于乱伦。

vi. 恋物癖标注。

- 身体部位。
- 无生命物体。
- 其他。

vii. 异装癖标注。

- 伴恋物（被纺织品、材料或服装引起性兴奋）。
- 伴性别幻想（通过思考或想象自己是异性而引起性兴奋）。

d. 替代性选择：如果一个人承认存在一种未列于此处的性欲倒错，则考虑未特定的性欲倒错障碍（见 DSM-5，第 705 页）。如果你想说明某人的表现不符合上述某种障碍的全部标准的具体原因，则考虑其他特定的性欲倒错障碍（见 DSM-5，第 705 页）。DSM-5 列出了部分性反常行为，它们可能在性欲倒错障碍中出现：猥亵电话（淫秽电话）、恋尸癖（尸体）、恋兽癖（动物）、嗜粪癖（粪便）、灌肠癖（灌肠）以及恋尿癖（尿）。

药物所致的运动障碍及其他不良反应

DSM–5，第 709~714 页

ICD–9–CM 代码	ICD–10–CM 代码	描述
332.1	G21.11	神经阻滞剂所致的帕金森综合征
332.1	G21.19	其他药物所致的帕金森综合征
333.92	G21.0	神经阻滞剂恶性综合征
333.72	G24.02	药物所致的急性肌张力障碍
333.99	G25.71	药物所致的急性静坐不能
333.85	G24.01	迟发性运动障碍
333.72	G24.09	迟发性肌张力障碍
333.99	G25.71	迟发性静坐不能
333.1	G25.1	药物所致的体位性震颤
333.99	G25.79	其他药物所致的运动障碍
995.29	T43.205A	抗抑郁药撤药综合征，初诊
995.29	T43.205D	抗抑郁药撤药综合征，复诊
995.29	T43.205S	抗抑郁药撤药综合征，后遗症诊治
995.20	T50.905A	其他的药物不良反应，初诊
995.20	T50.905D	其他的药物不良反应，复诊
995.20	T50.905S	其他的药物不良反应，后遗症诊治

可能成为临床关注焦点的其他状况

DSM–5，第 715~727 页

DSM-5 包括可能成为临床关注焦点的，或可能影响患者精神障碍的诊断、病程、预后或治疗的其他状况和问题。这些状况和问题包括但不限于在 DSM-Ⅳ-TR 第Ⅳ轴编码的社会心理和环境问题。DSM-5 的作者提供了取自 ICD-9-CM（通常为Ⅴ码）和 ICD-10-CM（通常为 Z 码）的有关状况和问题的选择列表。如果下方所列状况或问题是目前就诊的原因，或者有助于解释检查、程序或治疗的需要，则可以对其进行编码。

对于本列表中的状况和问题，当可能影响患者的护理时，不管其与目前就诊的相关性如何，也可以被纳入患者医疗记录中作为有用信息。本章所列状况和问题并非精神障碍。将其纳入 DSM-5 中是为了让那些在日常临床实践中所遇到的额外问题受到关注，并在记录这些问题时，提供一个可能对临床医生有所帮助的系统性列表。

ICD-9-CM 代码	ICD-10-CM 代码	描述
V61.20	Z62.820	亲子关系问题
V61.8	Z62.891	同胞关系问题
V61.8	Z62.29	远离父母的教养
V61.29	Z62.898	儿童受父母关系不和谐的影响
V61.10	Z63.0	与配偶或亲密伴侣关系不和谐
V61.03	Z63.5	分居或离婚所致的家庭破裂
V61.8	Z63.8	家庭内的高情感表达水平
V62.82	Z63.4	非复杂性的丧亲之痛
995.54	T74.12XA	儿童躯体虐待，已确认，初诊
995.54	T74.12XD	儿童躯体虐待，已确认，复诊
995.54	T76.12XA	儿童躯体虐待，可疑，初诊
995.54	T76.12XD	儿童躯体虐待，可疑，复诊
V61.21	Z69.010	对父母虐待儿童的受害者的精神卫生服务
V61.21	Z69.020	对非父母虐待儿童的受害者的精神卫生服务
V15.41	Z62.810	儿童期躯体被虐待的个人史（既往史）
V61.22	Z69.011	对父母虐待儿童的施虐者的精神卫生服务
V62.83	Z69.021	对非父母虐待儿童的施虐者的精神卫生服务
995.53	T74.22XA	儿童性虐待，已确认，初诊
995.53	T74.22XD	儿童性虐待，已确认，复诊

续表

ICD–9–CM 代码	ICD–10–CM 代码	描述
995.53	T76.22XA	儿童性虐待，可疑，初诊
995.53	T76.22XD	儿童性虐待，可疑，复诊
V61.21	Z69.010	对父母性虐待儿童的受害者的精神卫生服务
V61.21	Z69.020	对非父母性虐待儿童的受害者的精神卫生服务
V15.41	Z62.810	儿童期被性虐待的个人史（既往史）
V61.22	Z69.011	对父母性虐待儿童的施虐者的精神卫生服务
V62.83	Z69.021	对非父母性虐待儿童的施虐者的精神卫生服务
995.52	T74.02XA	儿童忽视，已确认，初诊
995.52	T74.02XD	儿童忽视，已确认，复诊
995.52	T76.02XA	儿童忽视，可疑，初诊
995.52	T76.02XD	儿童忽视，可疑，复诊
V61.21	Z69.010	对父母忽视儿童的受害者的精神卫生服务
V61.21	Z69.020	对非父母忽视儿童的受害者的精神卫生服务
V15.42	Z62.812	儿童期被忽视的个人史（既往史）
V61.22	Z69.011	对父母忽视儿童的施虐者的精神卫生服务
V62.83	Z69.021	对非父母忽视儿童的施虐者的精神卫生服务
995.51	T74.32XA	儿童心理虐待，已确认，初诊
995.51	T74.32XD	儿童心理虐待，已确认，复诊
995.51	T76.32XA	儿童心理虐待，可疑，初诊
995.51	T76.32XD	儿童心理虐待，可疑，复诊
V61.21	Z69.010	对父母心理虐待儿童的受害者的精神卫生服务

续表

ICD-9-CM 代码	ICD-10-CM 代码	描述
V61.21	Z69.020	对非父母心理虐待儿童的受害者的精神卫生服务
V15.42	Z62.811	儿童期心理虐待的个人史（既往史）
V61.22	Z69.011	对父母心理虐待儿童的施虐者的精神卫生服务
V62.83	Z69.021	对非父母心理虐待儿童的施虐者的精神卫生服务
995.81	T74.11XA	配偶或伴侣躯体暴力，已确认，初诊
995.81	T74.11XD	配偶或伴侣躯体暴力，已确认，复诊
995.81	T76.11XA	配偶或伴侣躯体暴力，可疑，初诊
995.81	T76.11XD	配偶或伴侣躯体暴力，可疑，复诊
V61.11	Z69.11	对配偶或伴侣躯体暴力的受害者的精神卫生服务
V15.41	Z91.410	配偶或伴侣躯体暴力的个人史（既往史）
V61.12	Z69.12	对配偶或伴侣躯体暴力的施虐者的精神卫生服务
995.83	T74.21XA	配偶或伴侣性暴力，已确认，初诊
995.83	T74.21XD	配偶或伴侣性暴力，已确认，复诊
995.83	T76.21XA	配偶或伴侣性暴力，可疑，初诊
995.83	T76.21XD	配偶或伴侣性暴力，可疑，复诊
V61.11	Z69.81	对配偶或伴侣性暴力的受害者的精神卫生服务
V15.41	Z91.410	配偶或伴侣性暴力的个人史（既往史）
V61.12	Z69.12	对配偶或伴侣性暴力的施虐者的精神卫生服务
995.85	T74.01XA	配偶或伴侣忽视，已确认，初诊
995.85	T74.01XD	配偶或伴侣忽视，已确认，复诊
995.85	T76.01XA	配偶或伴侣忽视，可疑，初诊
995.85	T76.01XD	配偶或伴侣忽视，可疑，复诊

续表

ICD–9–CM 代码	ICD–10–CM 代码	描述
V61.11	Z69.11	对配偶或伴侣忽视的受害者的精神卫生服务
V15.42	Z91.412	配偶或伴侣忽视的个人史（既往史）
V61.12	Z69.12	对配偶或伴侣忽视的施虐者的精神卫生服务
995.82	T74.31XA	配偶或伴侣心理虐待，已确认，初诊
995.82	T74.31XD	配偶或伴侣心理虐待，已确认，复诊
995.82	T76.31XA	配偶或伴侣心理虐待，可疑，初诊
995.82	T76.31XD	配偶或伴侣心理虐待，可疑，复诊
V61.11	Z69.11	对配偶或伴侣心理虐待的受害者的精神卫生服务
V15.42	Z91.411	配偶或伴侣心理虐待的个人史（既往史）
V61.12	Z69.12	对配偶或伴侣心理虐待的施虐者的精神卫生服务
995.81	T74.11XA	成人的非配偶或非伴侣躯体虐待，已确认，初诊
995.81	T74.11XD	成人的非配偶或非伴侣躯体虐待，已确认，复诊
995.81	T76.11XA	成人的非配偶或非伴侣躯体虐待，可疑，初诊
995.81	T76.11XD	成人的非配偶或非伴侣躯体虐待，可疑，复诊
995.83	T74.21XA	成人的非配偶或非伴侣性虐待，已确认，初诊
995.83	T74.21XD	成人的非配偶或非伴侣性虐待，已确认，复诊
995.83	T76.21XA	成人的非配偶或非伴侣性虐待，可疑，初诊
995.83	T76.21XD	成人的非配偶或非伴侣性虐待，可疑，复诊

续表

ICD-9-CM 代码	ICD-10-CM 代码	描述
995.82	T74.31XA	成人的非配偶或非伴侣心理虐待，已确认，初诊
995.82	T74.31XD	成人的非配偶或非伴侣心理虐待，已确认，复诊
995.82	T76.31XA	成人的非配偶或非伴侣心理虐待，可疑，初诊
995.82	T76.31XD	成人的非配偶或非伴侣心理虐待，可疑，复诊
V65.49	Z69.81	对成人的非配偶虐待的受害者的精神卫生服务
V62.83	Z69.82	对成人的非配偶虐待的施虐者的精神卫生服务
V62.3	Z55.9	学业或教育问题
V62.21	Z56.82	与目前军事派遣状态相关的问题
V62.29	Z56.9	与就业相关的其他问题
V60.0	Z59.0	无家可归
V60.1	Z59.1	住房不足
V60.89	Z59.2	邻居、房客或房东关系不和谐
V60.6	Z59.3	与居住在寄宿机构相关的问题
V60.2	Z59.4	缺乏足够的食物或安全的饮用水
V60.2	Z59.5	极端贫困
V60.2	Z59.6	低收入
V60.2	Z59.7	社会保险或福利支持不足
V60.9	Z59.9	未特定的住房或经济问题
V62.89	Z60.0	生命阶段问题
V60.3	Z60.2	与独居相关的问题
V62.4	Z60.3	文化适应困难
V62.4	Z60.4	社会排斥或拒绝
V62.4	Z60.5	（感觉是）被歧视或被迫害的对象
V62.9	Z60.9	与社会环境相关的未特定的问题
V62.89	Z65.4	犯罪的受害者

续表

ICD–9–CM 代码	ICD–10–CM 代码	描述
V62.5	Z65.0	在民事或刑事诉讼中被定罪但未受监禁
V62.5	Z65.1	监禁或其他形式的拘押
V62.5	Z65.2	与从监狱释放相关的问题
V62.5	Z65.3	与其他法律情况相关的问题
V65.49	Z70.9	性咨询
V65.40	Z71.9	其他咨询或会诊
V62.89	Z65.8	宗教或信仰问题
V61.7	Z64.0	与意外怀孕相关的问题
V61.5	Z64.1	与多胞胎相关的问题
V62.89	Z64.4	与社会服务提供者关系不和谐，包括如假释官、案例管理者或社会服务工作者
V62.89	Z65.4	恐怖主义或酷刑的受害者
V62.22	Z65.5	遭遇灾难、战争或其他敌对行动
V62.89	Z65.8	与心理社会情况相关的其他问题
V62.9	Z65.9	与未特定的心理社会情况相关的未特定问题
V15.49	Z91.49	心理创伤的其他个人史
V15.59	Z91.5	自我伤害的个人史
V62.22	Z91.82	军事派遣的个人史
V15.89	Z91.89	其他个人风险因素
V69.9	Z72.9	与生活方式相关的问题
V71.01	Z72.811	成人的反社会行为
V71.02	Z72.810	儿童或青少年的反社会行为
V63.9	Z75.3	无法获得或不能使用健康服务机构
V63.8	Z75.4	无法获得或不能使用其他助人机构
V15.81	Z91.19	对医疗的不依从
278.00	E66.9	超重或肥胖
V65.2	Z76.5	诈病

续表

ICD-9-CM 代码	ICD-10-CM 代码	描述
V40.31	Z91.83	与精神障碍有关的流浪
V62.89	R41.83	边缘性智力功能

第三部分

诊断工具及其他相关信息

第7章

DSM–5 精简版

诊断	标准 / 时间	症状
神经发育障碍		
孤独症谱系障碍	所有 3 种，在童年早期出现，以及	社会情绪互惠缺陷；非语言交流行为缺陷；发展和维持关系方面的缺陷
	≥ 2 种	刻板或重复的言语、运动或使用物体；过度坚持惯例或过度抵制变化；高度受限的固定的兴趣，其强度和专注度方面是异常的；对感觉输入的高敏感性或低敏感性
注意缺陷 / 多动障碍	≥6种，≥6个月，或	注意力不集中：犯粗心大意的过错；无法保持注意力；不像是在聆听；往往不贯彻到底；很难组织任务；不喜脑力劳动；丢失工作所需的东西；容易分心；健忘
	≥ 6 种，≥ 6 个月	多动 / 易冲动：坐立不安；离开座位；跑或爬；无法保持安静；忙碌不停；话痨；将答案脱口而出；无法等候轮序；打断；行动不假思索
精神分裂症谱系及其他精神病性障碍		
精神分裂症	≥ 2 种，≥ 1 个月，以及	妄想；幻觉；紊乱的言语；严重紊乱或畸张症的行为；阴性症状（必须至少有 1 种症状是妄想、幻觉或言语紊乱）
	≥ 6 个月	持续的障碍体征
分裂情感性障碍	≥ 50% 的时间，且 ≥ 2 周	精神分裂症的标准 还会出现严重抑郁或躁狂发作 妄想或幻觉，无抑郁发作或躁狂发作

续表

诊断	标准 / 时间	症状
双相及相关障碍		
双相Ⅰ型障碍	≥ 3 种，≥ 1 周（或者如果入院，则可以是任何时间长度）	躁狂发作：自尊心膨胀或自大；睡眠需求减少；健谈；意念飘忽；注意力分散；目标导向性活动增多；冒险行为
双相Ⅱ型障碍	≥ 3 种，≥ 4 天	轻躁狂发作：自尊心膨胀或自大；睡眠需求减少；健谈；意念飘忽；注意力分散；目标导向性活动增多；冒险行为，且无精神错乱或入院治疗
抑郁障碍		
重性抑郁障碍	≥ 1 种，≥ 2 周，以及	情绪低落；对活动失去兴趣或快感缺失
	≥ 4 种，≥ 2 周	体重减轻或食欲下降；失眠 / 嗜睡；精神运动性激越或迟滞；疲劳或乏力；极度内疚；专注力下降；死亡或自杀的想法
焦虑障碍		
惊恐障碍	≥ 4 种，以及	心悸；发汗；颤抖；呼吸急促；哽咽；胸痛；恶心；头晕；寒颤；感觉异常；现实感丧失；对精神错乱的恐惧；恐惧死亡
	≥ 1 个月	持续的担心或担忧，或避免惊恐发作的适应不良改变
广泛性焦虑障碍	≥ 3 种，≥ 6 个月	焦躁不安；易疲劳；注意力难以集中；易怒；肌肉紧张；睡眠障碍；回避事件
强迫及相关障碍		
强迫症	≥ 1 小时 / 天	强迫症：一个人企图通过强迫行为来进行无视或压制的侵入性的思想、冲动和想象 和（或）强迫行为：减少痛苦的重复性行为或心理行为

续表

诊断	标准 / 时间	症状
创伤及应激相关障碍		
创伤后应激障碍		遭受创伤
	≥ 1 种，≥ 1 个月，以及	侵入性症状：记忆；梦境；闪回；暴露痛苦；生理反应
	≥ 1 种，≥ 1 个月	回避症状：内在提醒；外在提醒
	≥ 2 种，≥ 1 个月，以及	阴性症状：创伤记忆障碍；负面自我形象；病理性自责；消极情绪；参与活动减少；疏离；情感麻木
	≥ 2 种，≥ 1 个月	警觉：易怒或攻击性；轻率；过度警惕；对惊吓反应过度；无法集中注意力；睡眠障碍
神经认知障碍		
谵妄	急性	知觉障碍；与认知基线相比的急性变化，通常严重程度具有波动性；认知变化
重度神经认知障碍	隐匿	认知能力显著下降，正常认知水平以下 2SD，影响独立能力
轻度神经认知障碍	隐匿	认知能力轻微下降，正常认知水平以下 1~2SD，不会影响独立能力（但可能需要更大的努力、补偿策略或调节）

第 8 章

逐步鉴别诊断方法

尽管诊断是诊断性访谈的已陈述内容，优秀的诊断性访谈人员应能想到比诊断更多的假设，因为访谈人员调查的是一个人痛苦的性质（Feinstein，1967）。在这些调查中，你应该考虑多种可能性。尽管已有专门的几本手册来教授 DSM-5 的鉴别诊断（Barnhill，2014；Black 和 Grant，2014；First，2014；Roberts 和 Louie，2014），回顾下列通用的六步方法将对分类诊断很有帮助。我们在制定临床决策时，按顺序遵循这些步骤将会有所帮助，这样你能养成被 Kenneth Kendler（2012）称为“斑纹性质”的思考习惯，即：思考造成精神障碍的许多相互关联的原因。

步骤 1：考虑患者的体征和症状在何种程度上是被故意制造的

我们要常常考虑，是否患者在故意制造被发现的体征或症状。如果故意制造这些被发现的症状或体征与明显的金钱、残障或休假等外部奖励有关联，则考虑患者装病的可能性。请记住装病可能伴随其他的医学和精神障碍诊断。

如果有意制造的被发现的体征或症状与被认为生病或受损害的愿望有关，则考虑为做作性障碍。

患者也可能无意识地制造体征或症状以解决冲突，证明其无行为能力，或者未付出尝试获得帮助的努力。在这些情况下，考虑转换障碍。

步骤 2：考虑患者的体征和症状在何种程度上与物质使用相关

人们使用或误用的物质是多种多样的，物质使用的临床效果也是多种多样的。在使用物质、中毒和戒断期间，人们可能经历精神痛苦。当你寻找患者痛苦的原因时，要常考虑滥用的药物或毒品、处方药、非处方药以及草药。人们常常少报其物质使用量，所以考虑以下可能性。

- 物质使用直接造成的精神疾病体征和症状。
- 患者因为自身精神疾病及其后遗症而使用物质。
- 患者使用物质并具有精神疾病体征和症状，但使用的物质和体征 / 症状并不相关。

步骤 3：考虑患者的体征和症状在何种程度上与另一种躯体疾病有关

患者可能具有呈现出类似精神疾病体征和症状的另一种躯体疾病。有时，这些表现是一种警示信号，可发生在疾病的其他特征之前。有时，在出现另一种躯体疾病的数年后，他可能出现精神疾病体征和症状。关于精神障碍可能与另一种躯体疾病有关的线索包括：非典型的表现、发作时年龄异常、病程异常。应考虑下列可能。

- 另一种躯体疾病直接导致他的精神疾病体征和症状。
- 另一种躯体疾病通过一种心理机制，间接导致他的精神疾病体征和症状。
- 对另一种躯体疾病的治疗直接导致他的精神疾病体征和症状。
- 他的精神障碍或其相关治疗造成或加重了另一种躯体疾病。
- 一位患者具有一种精神障碍和另一种躯体疾病，但二者并无病因相关性。

步骤 4：考虑患者体征和症状在何种程度上与其发育心理冲突或阶段有关

如果评估一名幼儿，你的诊断性访谈应该包括正式的发育测试，这种技能超出了本书范围。即使在访谈年龄较大的儿童、青少年和成人时，你也应该考虑患者的发育阶段。根据患者的年龄、成长背景和教育背景来考虑，这可能与你期望的发育阶段大不相同。患者完整的社会生活史会让你了解他目前的行为如何与其日常的行为产生关联。但是，观察患者的言谈举止，并将其与年龄相符的言谈举止相比较也将会很有用。如果你在任何患者身上观察到有与年龄不相符的情况出现，则考虑以下这些可能。

- 受某特定事件的影响，他们在经历一个短暂的疾病消退过程。
- 他们采用一种不成熟的防御机制，或指示一种人格特质或人格障碍。
- 他们在一段特别的关系中经历发育心理冲突。
- 他们存在发育迟缓。

步骤 5：考虑患者体征和症状在何种程度上与精神障碍有关

“正常”涵盖很大范围的行为和思想，这些行为和思想在不同的文化群体和发育阶段中均有所不同。在 DSM-5 中，精神障碍必须造成“临床严重的个人认知、情绪调节或行为障碍，这些行为反映了潜在精神功能的心理、生物或发育过程的功能障碍”（美国精神医学学会，2013），这被认为是一种疾病，而不仅是一系列的症状。诊断是对信息的总结，它让你能够对痛苦之人的经历分类，并与他的其他专门医生交流。你应该依靠主要症状学信息来支持你的诊断。DSM-5 力求简约，但各诊断并非是互相排斥的，所以要考虑以下这些可能。

- 情况 A 使患者易出现情况 B，反之亦然。
- 潜在情况（如遗传易感性）可能让患者同时容易出现情况 A 和 B。
- 中介因素，如奖励机制的改变，可能影响患者对情况 A 和 B 的敏感性。
- 情况 A 和 B 可能是更加复杂和统一的综合征的一部分，该综合征在诊断系统中被人为分割。
- 情况 A 和 B 之间的关系可能通过诊断标准中的重叠部分人为增强。
- 情况 A 和 B 之间的共病可能是巧合性的。

步骤 6：考虑患者是否不存在精神障碍

当患者的症状和表现不符合特定精神障碍的标准，但是会导致临床显著的痛苦或损害时，考虑其他情况。如果出现的痛苦或损害是对某种可辨认的社会心理应激源的不适应性反应，则考虑适应障碍。如果患者的症状并非继发于某种应激源，则考虑其他特定或未特定诊断，或患者完全没有精神疾病诊断这一可能性。

第9章

精神状态检查：精神病学术语

正如体格检查一般是从头到脚，精神状态检查是从一个人的外貌开始，并逐渐了解其内心世界。为描述这些体验，临床医生使用专业的用语。其他地方可以获得全面的精神病学术语（Shahrokh 等，2011；DSM-5 附录）。以下列表包含部分更专业的精神状态检查术语的简要定义，以及对你的发现进行组织的方法。

精神状态检查

外貌

注意一个人的衣着、清洁程度、习惯、姿势、与其年龄相符情况、建立和保持目光接触的能力。

行为

描述任何特殊习惯（特殊和有特点的目标导向性行为）、行为怪癖（重复和异常的非目标导向性行为）、姿势（摆出姿势并保持）、出现肌肉僵直（四肢对被动运动的抵抗）、蜡样屈曲（保持任何姿势）、震颤、激越、精神运动性迟滞，或者锥体外系综合征或迟发性运动障碍迹象。

言语

描述语速、音调、节奏、音量、总体质量以及是否存在任何迟滞（回答问题前的几秒钟的暂停）。

情绪

描述一个人情绪状态的质量、类型、稳定性、幅度、强烈程度以及适当性。描述一个人的心情、持续的情绪状态以及情感（即可观察的行为是为了表达情绪）。

思维过程

描述一个人如何思考，并注意其思维松弛的证据——从完整，赘述（提供不必要的细节，但最终还是在回答问题），偏离（只涉及眼前的问题），思维松弛（表现出与问题无关的反应），思维奔逸（基于一组可理解但令人分心的联系，提供接近连续的言语）到言语紊乱（胡乱使用单词）。同时观察是否有注意力分散（容易被外来刺激转移注意力），思维脱轨（思维互相碰撞），持续言语，重复言语（长时间重复孤立词），模仿言语（重复词语或其他人的陈述），语词新作（创造词语），音联（纯粹为了发音选择词语），押头韵，言语迫促（音量加大的快速言语，通常很大声，很难打断），反应延迟减小（在你问题问完之前回答问题），反应延迟增大，言语贫乏，言语中断（在一个思维序列的中途突然停止），缄默（沉默）以及失音（只有低声或嘶哑说话的能力）。

思想内容

评论一个人讨论的内容，包括是否存在伤害自己或他人的想法、意图或计划；恐怖症（对特定对象、特定活动或情况的强烈、不合理的恐惧）；强迫观念（支配思想的反复出现的、持久的想法、形象或欲望）；冲动（对实施行动不可抗拒的冲动）；幻觉（对不存在的刺激的知觉）；错觉（对实际存在的刺激的错误知觉）；妄想（不属于一个人的文化或宗教的固有、坚定、错误的信仰）；被害妄想；偏执；自大；思维插入；思维被夺；内疚；消极；牵连观念（认为没有关联的刺激对人因人而异具有的特有的、非同寻常的意义）。

认知与智力资源

观察一个人的定向力、短时记忆和远期记忆、计算能力、归纳和解释谚语与俗语的能力。评论这个人的自知力和判断力，尤其是当他们涉及现有情况的时候。

第 10 章

美国精神病学和神经病学委员会临床技能评估

如果你是一名想要获得委员会认证的精神科医生，你必须首先证明自己有能力对你以前从未见过的患者进行访谈和呈现，同时由委员会认证的精神科医生直接观察。患者必须是一名实际的患者，而非标准化的患者。尽管每个住院医师培训计划都有自己的一套规则来观察这些访谈（被称为临床技能评估），但美国精神病学和神经病学委员会（ABPN）设立了评价面谈的要求。

ABPN 要求申请人通过 3 名独立患者完成 3 项这类评估。每个评估必须包括至少 30 分钟的患者访谈和额外 15 分钟的案例展示。但是，住院医师培训计划可以自行决定提供额外评估的时间。评估可在住院医师培训的任何时间点进行。无论何时测试实习生，实习生都必须以与当前执业精神科医生一致的执业水平进行访谈才能通过评估。

教员将评估申请人执行 3 项技能的能力：建立治疗联盟、获得精神病史和展示案例。要求教员为住院医师执行每种技能的能力进行评级，并为组合的技能评级，分值范围为 1~8，其中 1~4 分为不可接受范围，5~8 分为可接受范围。如果考生要通过测试，教员为该住院医师每项技能的评分必须为 5 分或 5 分以上。

在测试之前，你必须熟悉即将使用的评估表。ABPN 在其网站（www.abps.com/ psych.html）为人们免费提供该评估表，此外还附有关委员会认证的其他详细内容。

笔者在第 3 章“30 分钟诊断性访谈”中提供了关于如何访谈和呈现患者的建议。请记住，你的目标是展示自己如何与一名具有精神痛苦的人建立联系并理解他。同时记住，展示最重要的技能是你建立治疗联盟的能力。

第 11 章

选定的 DSM-5 评估措施

除分类诊断外，DSM-5 包括若干横断面症状和其他的评估措施。这些措施有助于筛查精神疾病，以描述与精神疾病相关的功能受损的程度，并对临床考虑的特定区域进行优先度排序。由于本书是用于诊断性访谈，所以在本章我只纳入了对于诊断性访谈最有用的工具。与 DSM-5 有关的所有评估措施，包括评估严重程度的措施，可浏览网址 www.psychiatry.org/dsm5。

文化概念化访谈

如第 4 章（“维度冒险”）所讨论的，文化概念化访谈（CFI）并非是一个评级式的评估系统，而是一系列的提示，帮助你探索一个人对疾病和健康的理解。当你想将诊断个体化，组建治疗联盟时，CFI 可以被纳入诊断检查。完整的 CFI 位于 DSM-5 第三部分，它包括在每个领域扩展出其他问题。以下是分为 6 个主题的可操作改编内容。正如本书的其他部分，楷体字部分是访谈提示。

引言：我想了解让你前来求助的问题，以便更有效地帮助你。我想知道你的经历和想法。我想问你一些关于发生了什么及如何处理的问题。不存在正确或错误的答案。我只想了解你的看法和你生活中其他重要人物的看法。

问题的文化定义：是什么问题或担忧使你前来进行诊治？对于你的问题，是什么给你带来了最大的困扰？人们常常以自己的方式理解自己的问题，这可能与医生对该问题的解释相同或不同。你会如何向其他人描述自己的问题？有时，人们会使用特定的词语或句子来谈论自己的问题。是否有描述你问题的特定术语或表达？如果有：它是什么？

原因和情景的文化感知：你为什么认为这发生在你身上？你认为导致问题的特定原因是什么？一些人可能会将问题解释为生活中的坏事、与他人发生的矛盾或躯体疾病的结果。或者对于他们的问题，他们给出了精神上的理由，或确定了一些其他的原因。你是这样吗？是什么（如果有）让你的问题变得严重，或令其更难以应对？你的家人、朋友和生活中的其他人做了什么可能让问题更加严重的事情？是什么（如果有）让你的问题得到缓解，或者帮助你更容易应对它？

文化特征的作用：对于你的背景，是否存在任何因素——如你的文化、种族、民族、宗教信仰或出生地在当前生活情况中为你带来了问题。如果是：以何种方式？另一方面，对于你的背景，是否存在任何因素，帮助你应对当前的生活情况。如果是：以何种方式？

影响自我应对和过去寻求帮助的文化因素：有时人们会考虑许多会让自己好转的方法。你自己做了什么来应对你的问题？人们还常常寻求其他人、群体或机构的帮助，以助其好转。在过去，你为解决自己的问题从其他来源处寻求过什么类型的治疗或帮助？什么类型的帮助或治疗最有帮助？有何帮助？什么类型的帮助或治疗没有起作用？为什么？是否有什么因素阻碍你获得所需的帮助——例如，费用或医保无法报销，要占用工作或家庭责任时间，担心耻辱感或被歧视，或者缺少了解你需求的语言或文化的服务？如果是：有什么阻碍？

当前寻求的帮助：现在让我们来讨论你将得到的帮助。在我自己的背景中，是否有任何因素让我难以理解或帮助解决你的问题？我和我的同事如何才能为你提供最有力的帮助？你希望作为精神健康专家的我们为你提供什么帮助？

结论：感谢该人员的参与，总结主要发现，并转回到你的剩余访谈内容。

世界卫生组织残疾评定量表 2.0

作为他们使用国际诊断工具同步 DSM 的努力的一部分，DSM-5 的作者采用了世界卫生组织残疾评定量表 2.0（WHODAS 2.0）来评定一个人在 6 个领域的功能：认知、机动性、自理、与人和睦相处、生活活动以及参与。WHODAS 2.0 有多个版本：12 个和 36 个问题的版本，可以进行自我评定、代理人评定或访谈人员评定（世界卫生组织，2010）。

为达到 DSM-5 诊断性访谈的目的，在第三部分，DSM-5 纳入 36 项自我评定版本。WHODAS 2.0 包括关于年龄、性别、受教育程度以及婚姻和职业状况的背景问题。WHODAS 2.0 开发人员推荐使用印有这些材料的抽认卡进行评定。你可以上网获取这些抽认卡和其他版本的 WHODAS 2.0，网址是 Se/ classifications/icf/whodasii/en。

精神病症状严重程度临床工作者评估

精神病症状严重程度临床工作者评估是一种 8 项的量表，可以由临床医生在临床评估的时候完成。每个项目要求临床医生对一个人在过去 7 天中所经历的每个症状的严重程度进行评级。

姓名：__________　年龄：__________　性别：【 】男　【 】女　日期：__________

须知：根据你拥有该患者的所有信息并使用你的临床判断标准，请对该患者在过去 7 天内所经历的下列症状的存在情况和严重程度进行评级（打钩）。

领域	0	1	2	3	4	级别
Ⅰ. 幻觉	❑ 不存在	❑ 隐约存在（严重程度或持续时间不足以被认定为精神病）	❑ 存在，但轻微（对幻听的声音的反应压力小，不太受声音的干扰）	❑ 存在，中度（对所幻听的声音的反应有些许压力，或有些受所幻听的声音的干扰）	❑ 存在，严重（对所幻听的声音的反应有严重压力，或严重受到所幻听的声音的干扰）	
Ⅱ. 妄想	❑ 不存在	❑ 隐约存在（严重程度或持续时间不足以被认定为精神病）	❑ 存在，但轻微（对所妄想的事物的反应压力小，不太受所相信事物的干扰）	❑ 存在，中度（对所妄想的事物的反应有些许压力，或有些受所相信事物的干扰）	❑ 存在，严重（对所妄想事物的反应有严重压力，或严重受到所相信事物的干扰）	
Ⅲ. 言语紊乱	❑ 不存在	❑ 隐约存在（严重程度或持续时间不足以被认定为语言组织混乱）	❑ 存在，但轻微（有点难以理解讲话内容）	❑ 存在，中度（讲话常常难以理解）	❑ 存在，严重（讲话几乎无法理解）	

续表

领域	0	1	2	3	4	级别
Ⅳ. 异常的精神运动行为	❑ 不存在	❑ 隐约存在（严重程度或持续时间不足以被认定为异常的精神运动行为）	❑ 存在，但轻微（偶尔的不正常或奇特的运动行为或畸张症）	❑ 存在，中度（经常的不正常或奇特的运动行为或畸张症）	❑ 存在，严重（几乎随时性的不正常或奇特的运动行为或畸张症）	
Ⅴ. 阴性症状（有限的情绪表达或动力缺乏）	❑ 不存在	❑ 面部表情、声音、手势或自发行为的隐约减少	❑ 存在，但面部表情、声音、手势或自发行为的轻度减少	❑ 存在，且面部表情、声音、手势或自发行为的中度减少	❑ 存在，且面部表情、声音、手势或自发行为的严重减少	
Ⅵ. 认知能力受损	❑ 不存在	❑ 隐约存在（认知功能未明显超出年龄或SES的预期范围，即在平均值的0.5个标准差内）	❑ 存在，但轻微（认知功能有些下降；低于年龄和SES的预期范围，即在平均值的0.5~1个标准差内）	❑ 存在，中度（认知功能明显下降；低于年龄和SES的预期范围，即在平均值的1~2个标准差内）	❑ 存在，严重（认知功能严重下降；低于年龄和SES的预期范围，即从平均值开始大于2个标准差）	

续表

领域	0	1	2	3	4	级别
Ⅶ.抑郁	❑ 不存在	❑ 隐约存在（偶尔感到悲伤、沮丧、抑郁或绝望；担心令人失望或令某件事失败，但并未因此事而心事重重）	❑ 存在，但轻微（经常有段时间感到非常悲伤、沮丧、一定程度的抑郁或绝望；担心令人失望或令某件事失败，且因此事而有些心事重重）	❑ 存在，中度（经常有段时间感到深深的抑郁或绝望；因内疚、做错事而心事重重）	❑ 存在，严重（每天极度抑郁或绝望；自罪妄想或毫无理由的自我谴责，与情况极度不符合）	
Ⅷ.躁狂发作	❑ 不存在	❑ 隐约存在（偶尔情绪高涨、自尊心膨胀、易怒或有些焦躁不安）	❑ 存在，但轻微（经常有些时候情绪高涨、自尊心膨胀、易怒或焦躁不安）	❑ 存在，中度（经常有些时候情绪极度高涨、自尊心膨胀、易怒或焦躁不安）	❑ 存在，严重（每天都情绪极度高涨、自尊心膨胀、易怒或焦躁不安）	

注：SES—社会经济状况。

第12章

人格障碍的维度诊断

DSM-5有两种不同的分类方法，可以用来进行人格特征和疾病诊断的评估。第一种DSM-5分类方法是评估人员非常熟悉并且经常使用的方法，被称为DSM-Ⅳ（包括DSM-Ⅳ-TR）。这一分类方法被认为是DSM-5临床应用中的主要部分，同时也被作为袖珍型指南纳入第3章（“30分钟诊断性访谈”）和第6章（“DSM-5诊断性访谈”）的诊断性访谈评估中。与之对应，第二种DSM-5分类方法是一种维度模型，该方法对目前大多数临床评估人员来说都还比较新鲜。目前，这种维度模型主要用于实验室的研究人员尝试相关的研究，但正如本书第三部分对在DSM-5的描述中所述，作为一个新兴的模型，第二种DSM-5分类方法是完全有可能最终取代例如第一种DSM-5分类方法等的更常见的分类模型。为迎接新技术做好自身准备，笔者认为在本章中引入维度模型对读者是很有帮助的。

在这里需要对这种人格障碍的维度模型进行一个介绍，因为它最初在临床应用当中并不广泛。人格障碍不是通过患者的外在表现形成类似A、B、C的特征，而是通过其内在的人格特征来组织形成。因此，如果不单独进行人格障碍的诊断，你会发现一些矛盾的地方，比如在一位患者观察到她的顺从性特征符合边缘型人格障碍的标准，但另一位相同特征的患者却符合回避型人格障碍的标准。因此，分类模型中使用的几个人格障碍标准并不包含在维度模型内。维度模型甚至还允许超越患者本身是否有人格障碍的范围，去评估患者在与他人或者自己相处过程中的功能性障碍对其人格障碍的影响程度。简而言之，如果我们对其的缺点还缺乏了解和应用，那么它的优点就在于它提供了可以对一个人的性格结构做出更精妙复杂报告的方法。

在本章中，笔者介绍了 3 种工具，用来介绍人格障碍的维度模型。第一种，人格功能量表，该量表也能在本书第三部分 DSM-5 的那一章找到。这个量表可以让你评估与你所诊断的性格特征或疾病相关的功能性障碍的水平。第二种，人格特质评定表，同样也能在本书第三部分 DSM-5 中找到。这个量表可以让你观察到人格障碍的 25 个特征的存在和严重程度。第三种是诊断性访谈，一种利用本书第三部分 DSM-5 中提出的人格障碍的维度诊断标准。就像这个袖珍指南的其他部分一样，它从一个筛选的问题开始，然后通过随后的一系列问题来确定一个相对具体的诊断结论。

人格功能量表

对于你要进行评估的每个人，DSM-5 评估方法建议在评估他的人格特质时，需要联系他心理功能的能力，包括其个性和人际关系的情况。如第 4 章所讨论的“维度冒险”，这种评估方法可以指导治疗计划，也会对预后产生影响。

为了能够在临床中使用这种方法，你需要足够的临床和历史数据来区分功能障碍 5 个不同层级，由低到高，分别从轻微或无损伤（第 0 级）到极度损伤 (第 4 级)。

使用以下描述作为参考，指出与患者个性心理功能和人际关系功能的特征最接近的层级。

水平	自我		人际	
	身份	自我引导	共情	亲密感
0（受损小或无受损）	• 持续意识到一个独特的自我；维持适合角色的边界 • 一贯的和自我调节的积极性自尊，并有准确的自我评价 • 能够体验、容忍和调节各种情绪	• 基于对个人能力的现实评估，设立并追求合理的目标 • 利用适当的行为标准，在多个领域获得满足感 • 可以思考内部经验，并对其赋予指导意义	• 可以在大多数情况下准确理解他人的经验和动机 • 理解和欣赏他人的观点，即使自己不同意该观点 • 意识到自己的行为对他人的影响	• 在个人和社区生活中保持多种令人满意且持久的关系 • 渴望并参与到多个真挚、亲密和互惠的关系中 • 争取合作和互利，并灵活回应他人的许多想法、情感和行为
1（有些受损）	• 相对完整的自我意识。当经历强烈的情感和精神痛苦时，界限会变得有些模糊 • 自尊心有时会降低，会过分挑剔或有一些扭曲的自我评价 • 强烈的情绪可能令人痛苦，与情绪体验范围的受限有关	• 极具目标导向性，有些目标抑制或各目标间存在冲突 • 可能有一套不现实的或在社会上不合适的个人标准，限制了其自我实现的某些方面 • 可以对内部经验做出反应，但可能过度强调某单一（如智力、情感）类型的自我知识	• 在欣赏和理解他人经历的能力上有些不足；可能倾向于认为他人有不合理的期望或控制愿望 • 尽管可以考虑和理解不同的方面，但却拒绝这样做 • 认识自我行为对他人的影响与他人所认识的不一致	• 可以在个人和社区生活中建立持久的关系，在深度和满意度上有些不足 • 有形成亲密互惠关系的能力和愿望，但有意义的表达可能受到限制，且如果出现强烈的情绪或冲突，有时还会受到约束 • 不现实的标准可能使合作受到约束；尊重或回应他人想法、情感和行为的能力有些有限

续表

水平	自我		人际	
	身份	自我引导	共情	亲密感
2 （中度受损）	• 身份界定过度依赖他人，边界划定不足 • 受过度关心外部评价控制的脆弱自尊，且希望得到认可。不完全感或自卑感，伴补偿性的自尊心膨胀或紧缩的自我评价 • 依赖于积极外部评价的情绪调节。对自尊的威胁可能会产生强烈情绪，如愤怒或羞愧	• 目标往往是得到外部认可的一种手段，并非自我产生，因此可能缺少连贯性和（或）稳定性 • 个人标准可能会毫无理由地高（如想让它特殊或取悦他人）或低（如与主流的社会价值观不符）。缺乏真实性的感觉让满足感不足 • 对内部经验做出反应的能力受损	• 非常理解他人的经验，但只是感觉到与自我相关的内容方面 • 过多的自我参照；欣赏和理解他人经验以及考虑其他视角的能力受到严重损害 • 通常不知道或不关心自我行为对他人的影响，或对自我影响的不切实际的评价	• 有在个人和社区生活中创建关系的能力和意愿，但这些联系可能很大程度上流于表面 • 亲密关系很大程度上是基于满足自律和自尊的需要，并不切实际地期望能得到他人的完全理解 • 更喜欢不从互惠的角度看待人际关系，并主要是为了个人利益而进行合作

续表

水平	自我		人际	
	身份	自我引导	共情	亲密感
3 （严重受损）	• 自主感 / 控制感薄弱；同一性缺乏的经历或空虚。边界定义薄弱或死板：可能与他人过度同一，过分强调独立于他人，或者在这些想法之间摇摆不定 • 脆弱的自尊很容易受到事件的影响；自我形象缺乏一致性。自我评价没有细致入微：自我厌恶、自我夸大，或不合逻辑、不切实际的组合 • 情绪可能会迅速转变，或者是一种长期不变的绝望感	• 难以设立和（或）达成个人目标 • 对行为的内心标准不明确或自我矛盾，生命的体验是感觉毫无意义或具有危险 • 反思和理解自我心理过程的能力严重不足	• 考虑和理解他人思想、感受和行为的能力显著不足；可能识别他人体验的非常细致方面的能力稍弱，尤其是缺陷和痛苦方面 • 一般无法考虑其他的方面；当意见不同或有其他观点时会感到严重威胁 • 意识不到自我行动对他人的影响或对其感到困惑；常常对人们的想法和行动感到困惑，并常常将破坏性的动机归因于他人	• 有一些在社区和个人生活中创建人际关系的渴望，但创建积极持久的关系的能力受到严重损害 • 关系建立在一个强烈的信念之上，其中有对亲密的其他人和（或）对被抛弃和被虐待的期望的绝对需求。对于与他人的亲密关系，在害怕 / 拒绝和极其渴望建立亲密关系之间变换 • 互动性差：对其他人主要是从他们如何影响自我（消极和积极）的方面进行概念化；合作的努力常常因为意识到来自他人的轻视而遭到破坏

续表

水平	自我		人际	
	身份	自我引导	共情	亲密感
4 （极度受损）	• 几乎不存在唯一的自我体验和控制感 / 自主感，或者这些感受都围绕着外部困扰进行组织。与他人的边界混乱或缺少边界 • 脆弱或扭曲的自我形象很容易因与他人互动而受到威胁；自我评价严重扭曲和混乱 • 与情景或内部经验不一致的情绪。憎恶和侵略性可能是主要影响，尽管它们可能被否认并归因于他人	• 对行动的思维分化不足，由此导致目标设定能力严重受损，设立的目标不切实际或不一致 • 基本缺乏对行为的内心标准。基本上不可想象真正的满足感 • 建设性反思自我经历的能力严重不足。个人动机可能无法得到识别和（或）作为不属于自己的体验	• 明显不能考虑和理解他人的体验和动机 • 几乎不注意他人的观点（注意力高度警觉，集中于满足自我需求和避免危害上） • 社交互动可能会使人困惑和迷失方向	• 由于极度缺乏兴致或对伤害的预料，对加入他人生活的愿望有限。与他人的交往疏离、无组织，或一直处于消极状态 • 人际关系几乎完全是从他们提供舒适或造成痛苦或苦难的方面进行概念化 • 社会 / 人际行为无互惠性质；相反，它寻求的是满足基本需求或是逃避痛苦

人格特质评定表

如第 5 章（“DSM-5 的主要变化”）和第 6 章所讨论的，有时对一个人的人格特质创建一份详细描述在临床上是有帮助的。在人格障碍的 DSM-5 维度模型中，这通过评定一个人的一般人格的领域和方面完成。一般人格是一个人成年后在大多数时间内所表现出来的人格。针对每一个领域和方面，你要在这 4 点的尺度上评定出患者对于描述的符合程度如何。

0	1	2	3
很少符合描述或完全不符合描述	一定程度上符合描述	适度符合描述	极其符合描述

评定	负面情感	频繁经历负面情绪且体验强烈
注：有限的情感列于“分离”标题下，但是缺乏这一方面的特质——即对情绪唤起的情况有强烈反应的倾向，也应该在评定整体负面情感领域时进行评估		
	情绪不稳	不稳定的情绪体验和经常改变心情；容易激起的、强烈的和（或）与事件和环境不符的情绪
	焦虑	针对不同情况反应出的强烈不安、紧张或恐慌感；担心过去不愉快经历的负面影响和未来可能出现的负面事件；因不确定因素而感到恐惧、忧虑或威胁；害怕崩溃、失去控制或感觉窘迫
	分离的不安全感	害怕被重要的人拒绝和（或）与其分离，这与极度的依赖性和完全失去自我的恐惧有关
	持续动作	在行为停止作用或失效很长时间后仍坚持行为；持续进行相同的行为，不论其是否一再地失败
	服从	使一个人的行为适应他人兴趣和愿望
	敌视	持续或经常性的愤怒感；对轻微的怠慢和侮辱感到生气或易怒；卑鄙、下流或报复性行为

续表

评定	负面情感	频繁经历负面情绪且体验强烈
	压抑感	经常感到沮丧、痛苦和（或）绝望；很难从这些情绪中恢复过来；对未来悲观；无时不感到羞愧；自卑的自我价值感；自杀的想法和自杀性行为
	多疑	怀疑有人际间的恶意或伤害性迹象，并对其高度敏感；怀疑他人的忠诚和忠实；被迫害感
评定	**分离**	**远离他人和社会互动**
注：因为它们被较早评级，压抑感和多疑作为负面情感的一部分未被再次列于分离标题下，但应在评定整体分离领域时用以进行评估		
	有限的情感	对情绪激动的情况反应小；或有限的情绪体验和表达；漠不关心或冷漠
	疏远	喜欢独处，不喜与人共处；社交场合沉默寡言；避免社会交往和社交活动；不开展社会交往
	快感缺失	对生活中经历的享受、参与或精力有欠缺；感知快乐或对事物感兴趣的能力有缺陷
	回避亲密关系	回避亲密或浪漫的关系、人际依恋，以及亲密的两性关系
评定	**对抗**	**参与到与他人不和的行为中**
注：由于被较早评级，敌视作为负面情感的一部分未被再次列于对抗性标题下，但应在评定整体对抗领域时用以进行评估		
	操纵	经常使用诡计来影响或控制他人；利用诱惑、魅力、花言巧语或奉承讨好来达到目的
	欺诈	不诚实和欺诈性行为；虚假展示自我；提到事件时进行修饰或捏造
	自大	权利感，无论是公开的还是隐秘的；以自我为中心；坚信自己比其他人更优秀；相对他人有优越感
	寻求关注	做出过多努力以吸引他人关注和成为他人关注的焦点；寻求赞赏
	麻木不仁	不关心他人感受或他人问题；对自我行为对他人造成的负面或有害影响缺少自责或懊悔；具有侵略性；施虐狂

续表

评定	脱抑制 / 强迫性	参与冲动行为，不考虑未来的可能后果
注：强迫性与脱抑制相反，如果存在，在没有其他脱抑制方面的情况下，应该被记录为严格的完美主义这一方面水平。严格的完美主义反映强迫性。强迫性是脱抑制的相反方面，因此属于抑制范围。如果存在，那么强迫性应该被记为一个较高的严格完美主义级别，同时在其他脱抑制方面伴有较低的级别		
	无责任感	无视财务和其他责任或承诺，并对其无荣誉感；对协议和承诺缺少尊重，且不会对其贯彻到底
	冲动	响应即时的刺激，在一时冲动下做出行动；无计划或不考虑后果地采取临时性的行动；难以制订计划和按照计划行事；在情绪痛苦的情况下有紧迫感并做出自我伤害性行为
	注意力分散	难以集中或专注于任务；注意力很容易受外部刺激转移；难以保持专注于目标的行为
	冒风险	不顾后果地参与到有危险性、风险性和可能伤害自身的不必要活动中；有无聊倾向，并不加考虑地发起活动来排除无聊；不关心自己的局限性，且否认人身危险的事实
	（无）严格的完美主义	严格坚持要求一切都要完美无瑕，没有错误或缺点，包括自身和他人的表现；牺牲时效性以确保每个细节都正确；相信只存在一种正确的做事方法；难以改变想法和（或）观点；专注于细节、组织和秩序
评定	**精神质**	**不寻常的和奇异的体验**
	不寻常的信念和体验	思考他人认为奇异或古怪的内容；不寻常的现实体验
	怪癖	奇怪、不寻常或奇异的行为或外表；说不寻常或不适当的话
	认知和感知失调	奇怪或不寻常的思维过程；模糊、间接、隐喻性、过于详细的或刻板的思维或言语；来自各种感官渠道中的奇怪体验

DSM–5，第 761~781 页

筛查问题：当你审视你的生活时，这像是你对自己认识的基本感觉吗？你是否有能力准确地评估你自己的生活质量？你经历和调节情绪的能力是不是不稳定的，或者说是经常变化的？当你审视自己的生活时，你是否在努力坚持不懈地、目的明确地追求自己的短期和长期目标？

如果你对上述任何一个问题的回答都是肯定的，那就问自己：当你审视自己的生活时，你是否会反复地努力去欣赏别人的经历，去容忍不同的观点，并理解你的行为对他人的影响？你是否真的很努力与他人建立和保持积极的联系呢？

如果你对上述任何一个问题的回答都是肯定的，那就问自己：当别人审视他们自己的生活的时候，他们往往能发现自己一生中反复出现的习惯或特征。当你审视你自己的生活时，你是否能看到其中某个特征一直以来是相对稳定的：有一种消极的自我意识，这种意识会在周围环境的反应中迅速变化；强迫性地使注意力专注在使事物变得完美或有序；从情感亲密的关系中回避或者退缩到你觉得要与他人分离的程度；对行为和信仰的承诺，让许多其他人认为这是不寻常的或古怪的；长时间地感觉你比别人更有成就感或更有价值感；或者是其他许多人发现的行为模式，这些行为是操纵性的、欺骗性的、敌对的或不负责任的？

- 如果以不稳定的消极情绪为特征的消极情感占主导地位，则符合边缘型人格障碍标准。
- 如果强迫占主导地位，则参考强迫型人格障碍标准。
- 如果逃避占主导地位，则参考回避型人格障碍标准。
- 如果以不寻常的或古怪的行为为特征，则参考分裂型人格障碍标准。

- 如果表现为操控性的、欺骗性的、敌意和不负责任的敌对性，则符合反社会型人格障碍的标准。
- 如果是追求夸张和吸引注意力的对抗性特征，则参考自恋型人格障碍标准。

1. 边缘型人格障碍
    a. 纳入标准：需要有人格功能损害，至少表现为如下困难之一。
        i. 身份：你是否对“我是谁？”这个问题有非常不稳定或者不健全的自我认知？你是否会对自己过分批评？你是否长期感到空虚？在面对压力的时候，你是否曾经觉得自己是游离在你的思想、想法、情感、感觉、身体，或者你的整个自我之外的观察者，或者你以前经历过的人或者地方，这些地方变得虚幻、梦幻、模糊、没有生命或视觉扭曲？
        ii. 自我引导：你的抱负、职业规划、目标和价值观是不稳定且经常变化的吗？
    b. 纳入标准：同样需要有人际关系功能的缺陷，至少表现为如下困难之一。
        i. 共情：你是否尝试努力去认识别人的需求和感受？你是否容易感到被轻视或侮辱？当你想到别人的时候，你是否想到最多的是他们的负面特质和缺点？
        ii. 亲密感：你是否担心如果人们接近你，他们会抛弃你？你的大多数亲密关系是紧张和不稳定的吗？你是否觉得在你生活中的人不是很好就是很糟糕？你是否会觉得在与他人交往中必须要做出选择，要么真正卷入别人的生活，要么彻底从人际关系中退出?

c. 还需要至少1项以下领域的病态人格特征。

i. 负面情感，至少有以下1种特征。

- 情绪不稳：你的情绪容易被唤起或容易激动吗？你的情绪通常比触发它们的事件或环境表现得更强烈吗？
- 焦虑：你是否经常感到紧张或恐慌，尤其是当你感到有压力的时候？你经常对不确定性感到害怕吗？你是否担心过去的负面经历会影响到你的未来？你害怕分开或失去控制吗？
- 分离的不安全感：你真的害怕被最亲近的人拒绝或和他们分离吗？
- 抑郁：你是否经常感到沮丧、悲伤或绝望？你觉得很难从这些情绪中恢复过来吗？你对未来非常悲观吗？你是否经常为自己感到羞愧，或者是觉得自己毫无价值？你经常考虑自残或自杀吗？

ii. 脱抑制，其特征至少有以下之一。

- 冲动：你经常在没有计划或者没有考虑结果的情况下采取行动吗？你是否对建立和遵守计划感到痛苦？当你感到压力的时候，你会感到一种紧迫感还是一种伤害自己的欲望？
- 冒风险：你是否经常在不顾后果的情况下从事危险的、潜在危险的、自我伤害的活动？

iii. 对抗，其特征如下。

- 敌意：你是否经常生气或易怒，尤其是在面对轻微的怠慢和侮辱时做出反应？

d. 排除标准。

    i. 如果人格功能缺陷和人格特征表现并不稳定，会随着时间变化而变化，并且在不同的情况下不可持续，则不予诊断。
    ii. 如果人格功能缺陷和人格特征表现是由于一个人的发育阶段或社会环境造成的刻板体现，则不予诊断。
    iii. 如果人格功能的缺陷和人格特质表达完全与另一种疾病或物质的直接生理效应有关，则不予诊断。

e. 修饰词。
    i. 描述性特征。
        - 更普遍的负面情感。
        - 更普遍的分离。
        - 更普遍的对抗。
        - 更普遍的脱抑制。
        - 更普遍的精神质。
        - 人格功能水平（0~4 分）（详见本章人格功能量表）。
    ii. 所处阶段。
        - 缓解期。

f. 替代性选择：如果一个人在自我和人际功能方面表现出明显的缺陷，但又没有达到符合特定人格障碍的诊断标准，则考虑个性缺陷—特征分类（完整的建议标准见 DSM-5，第 770 页）。这个诊断方法可以让你对那些病态人格的领域进行分类——主要是负面情感、分离、对抗、脱抑制以及精神质——这些特征都是存在的，进而对这些疾病进行诊断。如果你愿意，你可以用每个领域中含有的病态人格特征来详细确定诊断（你可以在本章的人格特质评定表中看到这些方面的列表）。

2. 强迫型人格障碍

   a. 纳入标准：需要存在人格功能损害，表现在至少存在如下困难之一。

      i. 身份（或角色）：你是否发现你的自我意识和你认为作为一个人的价值主要来自你的工作或你有多少工作产出？你是否感觉体验或表达强烈的情绪是如此的困难，以至于可以说你的能力是被限制的吗？

      ii. 自我引导：你是否有很强的把工作做好的意愿或责任感，即使你发现很难完成任务？你是否渴望达到非常高的道德标准，这个标准甚至高到你很难去实现吗？

   b. 纳入标准：也需要有人际交往功能缺陷，表现在至少存在如下困难之一。

      i. 共情：你是否努力去理解和欣赏别人的想法、感觉或行为？

      ii. 亲密感：与你的工作生活相比，你是否经常认为人际关系是次要的，或者处于较低的优先级中？你是否一定要坚持自己是正确的或者不经常改变自己的立场，由此造成你很难与他人建立和保持良好的关系？

   c. 纳入标准：也需要符合如下所有情况的病态人格特征。

      i. 强迫性，特征如下。

         • 严格的完美主义：你是否通常坚持自己的生活是完美的、极致的，或者不允许有错误或缺陷的？为了确保每一个细节都是正确的，你是否经常会牺牲完成这个活动或者项目的时间？你是否通常认为只有一种正确的做事方法？即使你意识到有一个更引人注目的可替代选择时，你是否也很难改变你的想法或观点？你是否专注于细节、组织和秩序？

ii. 负面情感，具有以下特点。

- 执拗：你是否经常在一件事情完成后还继续工作，尽管这已经不再有效了？你是否经常反复继续同样的行为，尽管这种行为的结局都是失败的？

d. 排除标准。

i. 如果人格功能缺陷和人格特征表现并不稳定，会随着时间变化而变化，并且在不同的情况下不可持续，则不予诊断。

ii. 如果人格功能缺陷和人格特征表现是一个人的发育阶段或社会环境的造成的刻板化体现，则不予诊断。

iii. 如果人格功能的缺陷和人格特质表达完全与另一种疾病或物质的直接生理效应有关，则不予诊断。

e. 修饰词。

i. 描述性特征。

- 更普遍的负面情感。
- 更普遍的分离。
- 更普遍的对抗。
- 更普遍的脱抑制。
- 更普遍的精神质。
- 人格功能水平（0~4 分）（详见本章人格功能量表）。

f. 替代性选择：如果一个人在自我和人际关系功能方面

表现出明显的缺陷，但又没有达到符合特定人格障碍的标准，那么就可以考虑个性缺陷——特征分类（完整的建议标准在 DSM-5，第 770 页）。这个诊断方法可以让你对那些病态人格的领域进行分类——主要是负面情感、分离、对抗、脱抑制，以及精神质——这些都是存在的，进而对这些疾病进行诊断。如果你愿意，你可以用每个含有的领域中病态人格特征来详细确定诊断（你可以在本章人格特质评定表中看到这些方面的列表）。

3. 回避型人格障碍

a. 纳入标准：需要存在人格功能损害，表现在至少存在如下困难之一。

i. 身份（或角色）：你是否非常地自卑，以至于经常认为自己在社交上存在障碍，认为自己不吸引人，或者不如别人？当你评估自己的时候，你是否经常经历痛苦的羞辱感或者其他不适的感觉？

ii. 自我引导：你是否为自己的行为设定了不切实际的标准，以至于让你不愿意继续追求你的目标、承担个人风险，或者参与一些需要与他人互动的新活动？

b. 纳入标准：也需要有人际交往功能缺陷，表现在至少存在如下困难之一。

i. 共情：你是否经常发现你的想法被别人批评你或拒绝你的可能性所支配？

ii. 亲密感：你是否通常不愿意和别人交往，除非你确信他们会喜欢你？你是否因为害怕被嘲笑或羞辱，而很难和别人建立和维持关系？

c. 纳入标准：也需要符合如下所有情况的病态人格特征。

   i. 分离，至少有以下特征之一。

      • 退缩：在社交场合，你是否通常都是这样：保持沉默寡言，除非有必要，否则不太交流吗？你会避开社交活动吗？你很少投入或发起社交活动吗？

      • 回避亲密：你通常会避开类似亲密或浪漫的关系、更深的人际关系纽带和亲密的性关系吗？

      • 快感缺失：你觉得自己很难参与，或者有精力去体验生活吗？你觉得获得快乐很难吗？

   ii. 负面情感，具有以下特点。

      • 焦虑：面对社交场合，你是否经常感到紧张或恐慌？你是否经常担心你过去不愉快经历带来的负面影响，以及这些负面影响将会影响你的未来？当你面对一个不确定或不稳定的情况时，你会经常具有恐惧、忧虑或被威胁的感觉吗？

d. 排除标准。

   i. 如果人格功能缺陷和人格特征表现并不稳定，会随着时间变化而变化，并且在不同的情况下不可持续，则不予诊断。

   ii. 如果人格功能缺陷和人格特征表现是一个人的发育阶段或社会环境造成的刻板化体现，则不予诊断。

   iii. 如果人格功能的缺陷和人格特质表达仅与另一种疾病或物质的直接生理效应有关，则不予诊断。

e. 修饰词。

   i. 描述性特征。

- 更普遍的负面情感。
- 更普遍的分离。
- 更普遍的对抗。
- 更普遍的脱抑制。
- 更普遍的精神质。
- 人格功能水平（0~4 分）（详见本章人格功能量表）。

f. 替代性选择：如果一个人在自我和人际功能方面表现出明显的缺陷，但又没有达到符合特定人格障碍的标准，则可以考虑个性缺陷——特征分类（完整的建议标准见 DSM-5，第 770 页）。该诊断方法可以让你对那些病态人格的领域进行分类——主要是负面情感、分离、对抗、脱抑制，以及精神质——这些特征都是存在的，进而对这些疾病进行诊断。如果你愿意，你可以用每个领域中含有的病态人格特征来详细确定诊断（你可以在本章人格特质评定表中看到这些方面的列表）。

4. 分裂型人格障碍

a. 纳入标准：需要存在人格功能损害，表现在至少存在如下困难<u>之一</u>。

i. 身份或角色：你经常发现自己会对自己与别人之间的界限感到困惑吗？别人有没有告诉过你，你显得冷漠或淡漠？

ii. 自我引导：你是否经常发现很难实现既定的或连贯的目标？

b. 纳入标准：需要存在人际交往功能缺陷，表现在至少存在如下困难<u>之一</u>。

i. 共情：你是否经常发现很难理解你的行为是如何

影响他人的？你是否经常发现自己误解别人的行为和动机？

ii. 亲密感：你是否非常地焦虑或不信任别人，以至于你很难和别人建立亲密的友谊或其他关系？

c. 纳入标准：也需要符合如下所有情况的病态人格特征。

i. 精神质，至少符合以下特征之一。

- 怪癖：别人对于你的行为或外表的反应，是不是通常觉得古怪或者怪异？对于你说的那些话，别人是不是经常告诉你是不恰当的或者不寻常的？
- 认知和感知失调：认知和感知失调是指古怪或不寻常的思维过程；思想或言论表现是模糊的、间接的、隐喻性的、过分复杂的或刻板的；有各种形式的古怪感觉。其他的人在理解你的思维过程中经常会遇到困难吗？为了理解你的说辞，别人常常会陷入内心挣扎吗？你是否经常体验到奇怪的感觉，比如你的皮肤上或身体里有奇怪的东西，或者你看到或听到别人不能看到或听到的东西？
- 不正常的信念和经验：你是否有时感觉到有一个别人无法看到的人，现在却和你在一起并和你说话？你是不是很迷信？你是否很相信并专注于超自然现象或神奇的现象？

ii. 分离，至少符合以下特征之一。

- 情感受限：你是否注意到你的情感经历和表达被禁锢在一个狭窄的范围内，并没有随着时间的推移而改变？有没有别人告诉你，你对别人对你情绪上的挑衅表现不像他们预期的那样吗？有没有别人告诉过你，你的情感表现得冷漠或淡漠？

- 退缩：你通常都喜欢一个人待着吗？在社交场合中，你是否通常保持沉默寡言？你会尽量避免社交活动吗？你是否很少投入或发起社交活动？

iii. 负面情感，具有以下特点。

- 怀疑：你是否经常怀疑别人对你的信任、忠诚和支持？你是否经常怀疑别人会对你有负面或有害的意图？你是否经常觉得别人在迫害你？

d. 排除标准。

i. 如果人格功能缺陷和人格特征表现并不稳定，会随着时间变化而变化，并且在不同的情况下不可持续，则不予诊断。

ii. 如果人格功能缺陷和人格特征表现是一个人的发育阶段或社会环境造成的刻板体现，则不予诊断。

iii. 如果人格功能缺陷和人格特质表达仅与另一种疾病或物质的直接生理效应有关，则不予诊断。

e. 修饰词。

i. 描述性特征。

- 更普遍的负面情感。
- 更普遍的分离。
- 更普遍的对抗。
- 更普遍的脱抑制。
- 更普遍的精神质。
- 人格功能水平（0~4 分）（详见本章人格功能量表）。

f. 替代性选择：如果一个人在自我和人际关系功能方面表现出明显的缺陷，但又没有达到符合特定人格障碍的标准，则就可以考虑个性缺陷——特征分类（完整的建议标准见 DSM-5，第 770 页）。该诊断方法可以让你对那些病态人格的领域进行分类——主要是负面情感、分离、对抗、脱抑制，以及精神质——这些都是存在的，进而对这些疾病进行诊断。如果你愿意，你可以用每个领域中含有的病态人格特征来详细确定诊断（你可以在本章人格特质评定表中看到这些方面的列表）。

5. 反社会型人格障碍

a. 纳入标准：需要存在人格功能损害，表现在至少存在如下困难之一。

i. 身份或角色：当你想到什么事情能让你对自己感到自豪时，你是否通常发现它只是你自己个人的收获、快乐或功劳？当你做出选择的时候，你是否经常想你的选择会如何影响你，而不是会如何影响别人？

ii. 自我引导：当你设定短期和长期目标时，你的主要动机是不是满足你自己的需求和欲望？从你个人实现目标的角度来说，遵循公认的道德准则和道德指南对你实现目标的过程来说有多重要？

b. 纳入标准：也需要有人际交往功能缺陷，表现在至少存在如下困难之一。

i. 共情：日常生活中，你对别人的感觉、需求或痛苦有多关心？如果你曾经伤害过或虐待过别人，你在这样做后是否会感到悔恨或者后悔？

ii. 亲密感：当你与一个人情感亲密并投入其中的时

候，你是否发现很难同其他人交往？你是否经常强迫、欺骗、利用或恐吓他人以控制他们？

c. 纳入标准：也需要符合如下所有情况的病态人格特征。

i. 对抗，至少表现为如下特征之一。

- 操控：你是不是经常引导或引诱别人去实现你想要的东西？你是不是经常为了影响或控制别人而欺骗别人呢？
- 欺骗：你是不是经常通过宣称一些不属于你自己的成就或优点来伪装自己？你是否经常编造故事和编造事件？
- 麻木不仁：当你听到别人说他们自己的感觉或问题时，你是不是经常感到不感兴趣或者没有同情感？当你知道自己的行为伤害了别人，你事后会感到内疚吗？当给别人带来痛苦和苦难时，你会感觉愉快吗？
- 憎恨：你经常或者甚至一直是一个感到愤怒的人吗？当有人怠慢或侮辱你的时候，你是否经常会变得易怒，甚至变得有攻击性？你是否经常会表现得粗鲁、无礼、有报复心？

ii. 脱抑制，至少有以下特征之一。

- 不负责任：当你和别人达成协议或者做出承诺时，你是否经常不尊重、不遵守你的承诺？当你有家庭、财务和其他义务时，你是否经常忽视并且不尊重这些义务？
- 冲动：你是否会经常努力制订和遵循一个计划？你是否经常一时冲动、没有计划或者不考虑后果？
- 冒险：你是否经常从事危险的、有风险的、潜在的可能会自我伤害的活动，而很少去考虑后果？你是否容易感到无聊，然后经常在不加考虑的情况下开始活动，以此来排解你的无聊？

d. 排除标准。
   i. 如果人格功能缺陷和人格特征表现并不稳定，会随着时间变化而变化，并且在不同的情况下不可持续，则不予诊断。
   ii. 如果人格功能缺陷和人格特征表现是一个人的发育阶段或社会环境造成的刻板体现，则不予诊断。
   iii. 如果人格功能的缺陷和人格特质表达仅与另一种疾病或物质的直接生理效应有关，则不予诊断。

e. 修饰词。
   i. 描述性特征。
      - 更普遍的负面情感。
      - 更普遍的分离。
      - 更普遍的对抗。
      - 更普遍的脱抑制。
      - 更普遍的精神质。
      - 人格功能水平（0~4 分）（详见本章人格功能量表）。
   ii. 标注。
      - 用精神病态人格特征标注：当一个人表现出缺乏焦虑感或恐惧感的时候，他会表现出一种大胆的、有效的人际交往方式。相对于行为成分，精神病态人格强调情感和人际特征。

f. 替代性选择：如果一个人在自我和人际关系功能方面表现出明显的缺陷，但又没有达到符合特定人格障碍的标准，则可以考虑个性缺陷——特征分类（完整的建议标准见 DSM-5，第 770 页）。这个诊断方法可以让你对那些病态人格的领域进行分类——主要是负面情感、分离、对抗、脱抑制，以及精神质——这些特征都是存在的，进而对这些疾病进行诊断。如果你愿意，你可以用每个领域中含有的病态人格特征来详细确定诊断（你可以在本章人格特质评定表中看到这些方面的列表）。

6. 自恋型人格障碍
   a. 纳入标准：需要存在人格功能损害，表现在至少存在如下困难之一。
      i. 身份或角色：你是否经常通过与别人的人际关系来定义自己的身份？你对自己的骄傲或自豪感是否取决于别人对你的看法和反应？你是否发现你对自己生活质量水平的评估会左右你的情绪波动？
      ii. 自我引导：你是否感觉到很难发现是什么东西激励着你去做出决定并设定目标？你是不是通常会根据别人对你的目标的看法来设定自己的目标？你是否为自己设定了很高的标准用以反映你的与众不同？或者，你是否为自己设定了一个很低的标准，以反映你有资格获得你所取得的成就？
   b. 纳入标准：也需要有人际交往功能缺陷，表现在至少存在如下困难之一。
      i. 共情：你是否对别人对你的反应很适应？你是否经常想到你自己是如何影响别人的？你是否发现很难识别或认同他人的情感和需求？
      ii. 亲密感：在你与他人的关系中，你是否发现你对他人和他们的生活是否感兴趣是基于他们和你生活的意义来定的吗？你的大部分恋情是不是都是随意的或者只是停留在表面上的？你是否重视与他人的关系，以保持你的自尊？

c. 纳入标准：也需要符合如下所有情况的病态人格特征。
   i. 对抗，要符合以下全部特征。
      - 夸大：你是否认为因为你优秀的个人价值而值得拥有或有权利接受特殊的对待？你相信自己比别人优秀吗？你是否经常用一种可以让别人显得不如你的方式行事呢？
      - 寻求关注：你真的喜欢成为别人关注的焦点吗？你是否发现你经常寻求并吸引他人的注意或赞赏？

d. 排除标准。
   i. 如果人格功能缺陷和人格特征表现并不稳定，会随着时间变化而变化，并且在不同的情况下不可持续，则不予诊断。
   ii. 如果人格功能缺陷和人格特征表现是一个人的发育阶段或社会环境造成的刻板体现，则不予诊断。
   iii. 如果人格功能的缺陷和人格特质表达仅与另一种疾病或物质的直接生理效应有关，则不予诊断。

e. 修饰词。
   i. 描述性特征。
      - 更普遍的负面情感。
      - 更普遍的分离。
      - 更普遍的对抗。
      - 更普遍的脱抑制。
      - 更普遍的精神质。
      - 人格功能水平（0~4 分）（详见本章人格功能量表）。

f. 替代性选择：如果一个人在自我和人际关系功能方面表现出明显的缺陷，但又没有达到符合特定人格障碍的标准，那么就可以考虑个性缺陷——特征分类（完整的建议标准见 DSM-5，第 770 页）。该诊断方法可以让你对那些病态人格的领域进行分类——主要是负面情感、分离、对抗、脱抑制，以及精神质——这些特征都是存在的，进而对这些疾病进行诊断。如果你愿意，你可以用每个领域中含有的病态人格特征来详细确定诊断（你可以在本章人格特质评定表中看到这些方面的列表）。

第 13 章

替代诊断系统和评估量表

DSM-5 提供了一种描述精神疾病患者特征的共同用语。然而，这并不是唯一的共同用语。在不同的地区，可能广泛使用替代用语。虽然在本手册中笔者不能充分考虑这些用语，但讨论了一些值得注意的替代用语以及诊断相关评估量表。

替代诊断系统

国际疾病分类

世界卫生组织保持自己的诊断系统，即国际疾病分类，通常缩写为 ICD。现行版、第 10 版或 ICD-10 包括了所有医学疾病目录中的精神障碍。预计在 2014 年发行第 11 版，并且 ICD-11 与 DSM-5 同步发行（Andrews 等，2009）。虽然大多数美国以外的临床医生使用 ICD-10 来诊断精神疾病，但 ICD-10 没有 DSM-5 内容详尽，它主要是帮助流行病学家跟踪疾病的患病率和流行情况。尽管设计目的不同，但 DSM-5 和 ICD-10 为精神疾病诊断分配了相同的代码。这些共享代码被保险公司广泛使用。你可以通过登录 www.who.int/classifications/icd/en/，来获取。第 5 章“精神和行为障碍”包括与诊断性访谈相关的大部分诊断。

精神动力学诊断手册

ICD-10 侧重公共卫生，但《精神动力学诊断手册》（PDM；精神分析组织联盟，2006）侧重特定患者的心理健康和痛苦。几个精神分析小组共同编写了 PDM，作为 DSM-5 和 ICD-10 描述体系的补充。与 DSM-5 一样，PDM 包括诊断类别维度以及对人格模式和精神障碍的全面描述。PDM 采用 DSM 诊断类别，但包括介绍治疗人员的内部经验。关于 PDM 的更多内容，请登录 www.pdm1.org。

McHugh 分类

过去几十年中，精神病学家 Paul McHugh 对 DSM 如何将症状与精神疾病的原因分开表示了失望。McHugh 认为，DSM 忽视了疾病的假定原因，因此不利于尝试了解精神疾病（McHugh 和 Slaveny，2012）。另外，McHugh 根据患者痛苦原因将精神疾病分为 4 类。McHugh 把每一类与治疗联系起来。在第一类中，McHugh 包括了直接影响心理功能的结构性脑部疾病；这些疾病可大致描述为患者所患的疾病。这类疾病包括阿尔茨海默病、谵妄和精神分裂症等。对于这些疾病患者，执业医师正在寻找治疗方法。在第二类中，McHugh（2005）包括了成人思想造成的心理问题，即大多数人格障碍，或称患者所具有的问题。对于这些疾病患者，执业医师对其进行引导治疗。在第三类中，McHugh 包括了药物滥用和神经性厌食等生物强化行为导致的紊乱，或称患者的行为。对于这些疾病患者，执业医师会打断他们的行为。在第四类中，McHugh 包括了因丧失亲人或创伤后应激障碍等打击患者心理导致的痛苦，或称患者所遭遇之事。对于这些疾病患者，执业医师帮助其重新了解生活。尽管 McHugh 诊断系统没有得到广泛采用，但其观察结果对那些对诊断系统和分类感兴趣的人都有影响，并且是可以阅读的（McHugh 和 Slaveny，1998）。

研究维度标准

2010 年，美国国家心理健康研究所宣布，打算建立自己的诊断系统——研究维度标准（RDoC），这一标准可以将症状与病因联系起来。RDoC 标准还未制定出来，但目的是成为一种神经系统科学病理学，可使行为映射至大脑特定的且相互影响的神经回路中。RDoC 不是通过病症描述精神障碍，而是通过受影响的神经回路描述。例如，焦虑障碍可描述为一种皮质 - 纹状体 - 丘脑 - 皮质环路障碍。RDoC 假设可用临床神经科学工具识别神经回路，但其中一些工具和技术还未面世。因此，尽管 RDoC 仍处于设想阶段而未用于临床实践中，但未来将用于精神疾病的诊断中。从某种程度来看，DSM-5 的维度问题表明在 RDoC 的方向上迈出了重要一步。这里的维度与 RDoC 中的行为"维度"类似。例如，贯穿当代诊断分类，并且重申精神痛苦病因的冲动行为和负面情绪（Insel 和 Quirion，2005；Insel 等，2010）。对于 RDoC 的发展进度，可访问网址 www.nimh.nih.gov/research-funding/rdoc/index.shtml。

文化特异性诊断系统

此外，在特定地区采用了几种基于文化的精神疾病诊断系统，其中包括拉丁美洲（Berganza 等，2002）、古巴（Otero-Ojeda，2002）、中国（Chen，2002）和日本（Nakane 和 Nakane，2002）。

评估量表

临床医生和研究人员已经编制多个评估量表，用以量化健康、疾病和损害的程度。多名作者的评估量表受版权保护，因此不能免费获得所有量表。在 www.neurotransmitter.net/ratingscales.html 中，你可以找到不完整但较为详尽的评估量表清单。

参考文献

Alarcón RD, Frank JB: The Psychotherapy of Hope: The Legacy of Persuasion and Healing. Baltimore, MD, Johns Hopkins University Press, 2011.

Alliance of Psychoanalytic Organizations: Psychodynamic Diagnostic Manual. Silver Spring, MD, Alliance of Psychoanalytic Organizations, 2006.

American Psychiatric Association: Diagnostic and Statistical Manual of Mental Disorders, 3rd Edition. Washington, DC, American Psychiatric Association, 1980.

American Psychiatric Association: Diagnostic and Statistical Manual of Mental Disorders, 4th Edition, Text Revision. Washington, DC, American Psychiatric Association, 2000.

American Psychiatric Association: The Principles of Medical Ethics: With Annotations Especially Applicable to Psychiatry. Washington, DC, American Psychiatric Association, 2010.

American Psychiatric Association: Diagnostic and Statistical Manual of Mental Disorders, 5th Edition. Washington, DC, American Psychiatric Association, 2013.

Andrews G, Goldberg DP, Krueger RF, et al: Exploring the feasibility of a meta-structure for DSM-5 and ICD-11: Could it improve utility and validity? Psychol Med 39:1993–2000, 2009.

Aragona M: The concept of mental disorder and the DSM-5. Dialogues in Philosophy, Mental and Neuro Sciences 2:1–14, 2009.

Bäärnhielm S, Rosso MS: The cultural formulation: a model to combine nosology and patients' life context in psychiatric diagnostic practice. Transcult Psychiatry 46:406–428, 2009.

Barnhill JW (ed): DSM-5 Clinical Cases. Washington, DC, American Psychiatric Publishing, 2014.

Bentall RP: A proposal to classify happiness as a psychiatric disorder. J Med Ethics 18:94 –98, 1992.

Berganza CE, Mezzich JE, Jorge MR: Latin American Guide for Psychiatric Diagnosis (GLDP). Psychopathology 35:185–190, 2002.

Black DW, Grant JE: DSM-5 Guidebook: The Essential Companion to the Diagnostic and Statistical Manual of Mental Disorders, 5th Edition. Washington, DC, American Psychiatric Publishing, 2014.

Carlat DJ: The Psychiatric Interview, 2nd Edition. Philadelphia, PA, Lippincott, Williams & Wilkins, 2005.

Cassell EJ: The Nature of Suffering and the Goals of Medicine. New York, Oxford University Press, 1991.

Chen YF: Chinese Classification of Mental Disorders (CCMD-3). Psychopathology 35:171–175, 2002.

Davies O: A Theology of Compassion: Metaphysics of Difference and the Renewal of Tradition. Grand Rapids, MI, William B Eerdmans, 2001.

Digman JM: Personality structure: emergence of the five-factor model. Annu Rev Psychol 41:417– 440, 1990.

Emanuel EJ, Emanuel LL: Four models of the physician-patient relationship. JAMA 267:2221–2226, 1992.

Estroff SE, Henderson GE: Social and cultural contributions to health, difference, and inequality, in The Social Medicine Reader, 2nd Edition, Vol 2. Durham, NC, Duke University Press, 2005, pp 4–26.

Fairburn CG, Bohn K: Eating disorder NOS (EDNOS): an example of the troublesome "not otherwise specified" (NOS) category in DSM-Ⅳ.

Behav Res Ther 43:691–701, 2005.

Feinstein AR: Clinical Judgment. Baltimore, MD, Williams & Wilkins, 1967.

First MB: DSM-5 Handbook of Differential Diagnosis. Washington, DC, American Psychiatric Publishing, 2014.

Frank JD, Frank JB: Persuasion and Healing: A Comparative Study of Psychotherapy, 3rd Edition. Baltimore, MD, Johns Hopkins University Press, 1991.

Goldman HH, Skodol AE, Lave TR: Revising Axis V for DSM-Ⅳ : a review of measures of social functioning. Am J Psychiatry 149:1148–1156, 1992.

Grob GN: Origins of DSM- Ⅰ : a study in appearance and reality. Am J Psychiatry 148:421–431, 1991.

Houts AC: Fifty years of psychiatric nomenclature: reflections on the 1943 War Department Technical Bulletin, Medical 203. J Clin Psychol 56:935–967, 2000.

Hunter KM: How Doctors Think: Clinical Judgment and the Practice of Medicine. New York, Oxford University Press, 2005.

Insel T, Quirion R: Psychiatry as a clinical neuroscience discipline. JAMA 294:2221–2224, 2005.

Insel T, Cuthbert B, Garvey M, et al: Research Domain Criteria (RDoC): toward a new classification framework for research on mental disorders. Am J Psychiatry 167:748–751, 2010.

Johnson RL, Sadosty AT, Weaver AL, et al: To sit or not to sit? Ann Emerg Med 51:188–193, 2008.

Kendell R, Jablensky A: Distinguishing between the validity and utility of psychiatric diagnoses. Am J Psychiatry 160:4 –12, 2003.

Kendler KS: The dappled nature of causes of psychiatric illness: replacing the organic-functional/hardware-software dichotomy with empirically based pluralism. Mol Psychiatry 17:377–388, 2012.

Kernberg OF: Severe Personality Disorders. New Haven, CT, Yale University Press, 1984.

King LS: Medical Thinking: A Historical Preface. Princeton, NJ, Princeton University Press, 1982.

Kinghorn WA: Whose disorder? A constructive MacIntyrean critique of psychiatric nosology. J Med Philos 36:187–205, 2011.

Kleinman A, Eisenberg L, Good B: Culture, illness, and care: critical lessons from anthropologic and cross-cultural research. Ann Intern Med 88:251–258, 1978.

Kupfer DJ, Regier DA: Why all of medicine should care about DSM-5. JAMA 303:1974–1975, 2010.

Kupfer DJ, Regier DA: Neuroscience, clinical evidence, and the future of psychiatric classification in DSM-5. Am J Psychiatry 168:672–674, 2011.

Lewis-Fernández R, Hinton DE, Laria AJ: Culture and the anxiety disorders: recommendations for DSM-5. Depress Anxiety 27:212–229, 2010.

Little M: Talking cure and curing talk. J R Soc Med 98:210–212, 2005.

Lizardi D, Oquendo MA, Graver R: Clinical pitfalls in the diagnosis of ataque de nervios: a case study. Transcult Psychiatry 46:463– 486, 2009.

MacKinnon RA, Michels R, Buckley PJ: The Psychiatric Interview in Clinical Practice, 2nd Edition. Washington, DC, American Psychiatric Publishing, 2006.

Martínez LC: DSM-Ⅳ-TR cultural formulation of psychiatric cases: two proposals for clinicians. Transcult Psychiatry 46:506–523, 2009.

McHugh PR: Striving for coherence: psychiatry's efforts over classification.

JAMA 293:2526–2528, 2005.

McHugh P: Review of "The Loss of Sadness: How Psychiatry Transformed Normal Sorrow Into Depressive Disorder." N Engl J Med 357:947–948, 2007.

McHugh P, Slaveny PR: The Perspectives of Psychiatry, 2nd Edition. Baltimore, MD, Johns Hopkins University Press, 1998.

McHugh P, Slaveny PR: Mental illness—comprehensive evaluation or checklist? N Engl J Med 366:1853–1855, 2012.

Morrison J, Muñoz RA: Boarding Time: The Psychiatry Candidate's New Guide to Part Ⅱ of the ABPN Examination. Washington, DC, American Psychiatric Publishing, 2009.

Mundt C, Backenstrass M: Psychotherapy and classification: psychological, psychodynamic, and cognitive aspects. Psychopathology 38:219–222, 2005.

Nakane Y, Nakane H: Classification systems for psychiatric diseases currently used in Japan. Psychopathology 35:191–194, 2002.

Oliver N (writer): Lars and the Real Girl. Los Angeles, CA, Lars Productions, 2007.

Otero-Ojeda AA: Third Cuban Glossary of Psychiatry (GC-3): key features and contributions. Psychopathology 35:181–184, 2002.

Parsons T: Illness and the role of the physician: a sociological perspective. Am J Orthopsychiatry 21:452– 460, 1951.

Phillips J, Frances A, Cerullo MA, et al: The six most essential questions in psychiatric diagnosis: a pluralogue part 1: conceptual and definitional issues in psychiatric diagnosis. Philos Ethics Humanit Med 7:3, 2012a.

Phillips J, Frances A, Cerullo MA, et al: The six most essential questions in psychiatric diagnosis: a pluralogue part 2: issues of conservatism and pragmatism in psychiatric diagnosis. Philos Ethics Humanit Med 7:8,

2012b.

Phillips J, Frances A, Cerullo MA, et al: The six most essential questions in psychiatric diagnosis: a pluralogue part 3: issues of utility and alternative approaches in psychiatric diagnosis. Philos Ethics Humanit Med 7:9, 2012c.

Pierre J: The borders of mental disorders in psychiatry and the DSM: past, present, and future. J Psychiatr Pract 16:375–386, 2010.

Radden J, Sadler JZ: The Virtuous Psychiatrist: Character Ethics in Psychiatric Practice. New York, Oxford University Press, 2010.

Regier DA: Dimensional approaches to psychiatric classification: refining the research agenda for DSM-5: an introduction. Int J Methods Psychiatr Res 16(suppl 1):1–5, 2007.

Regier DA, Narrow WE, Kuhl EA, et al: The conceptual development of DSM-5. Am J Psychiatry 166:645–650, 2009.

Roberts LW, Louie AK: Study Guide to DSM-5. Washington, DC, American Psychiatric Publishing, 2014.

Robertson K: Active listening: more than just paying attention. Aust Fam Physician 34:1053–1055, 2005.

Rondeau E, Klein LS, Masse A, et al: Is pervasive developmental disorder not otherwise specified less stable than autistic disorder? A meta-analysis. J Autism Dev Disord 41:1267–1276, 2011.

Rosenhan DL: On being sane in insane places. Science 179:250–258, 1973.

Rüsch N, Angermeyer MC, Corrigan PW: Mental illness stigma: concepts, consequences, and initiatives to reduce stigmas. Eur Psychiatry 20:529–539, 2005.

Shahrokh NC, Hales RE, Phillips KA, et al: The Language of Mental Health: A Glossary of Psychiatric Terms. Washington, DC, American Psychiatric Publishing, 2011.

Shea SC: Psychiatric Interviewing: The Art of Understanding, 2nd Edition. Philadelphia, PA, WB Saunders, 1998.

Shweder RA: Why Do Men Barbecue? Recipes for Cultural Psychology. Cambridge, MA, Harvard University Press, 2003.

Spitzer RL: Values and assumptions in the development of DSM-III and DSM-Ⅲ-R: an insider's perspective and a belated response to Sadler, Hulgus, and Agich's "On values in recent American psychiatric classification." J Nerv Ment Dis 189:351–359, 2001.

Stein DJ, Phillips KA, Bolton D, et al: What is a mental/psychiatric disorder? From DSM- Ⅳ to DSM-5. Psychol Med 40:1759–1765, 2010.

Sullivan HS: The Collected Works of Harry Stack Sullivan, Vol 1: The Psychiatric Interview. Edited by Perry HS, Gawel ML. New York, WW Norton, 1954.

Summers RF, Barber JP: Therapeutic alliance as a measurable psychotherapy skill. Acad Psychiatry 27:160–165, 2003.

Wallace ER: Psychiatry and its nosology: a historico-philosophical overview, in Philosophical Perspective on Psychiatric Diagnostic Classification. Edited by Sadler JZ, Wiggins OP, Schwartz MA. Baltimore, MD, Johns Hopkins University Press, 1994, pp 16–88.

Weiden PJ: Understanding and addressing adherence issues in schizophrenia: from theory to practice. J Clin Psychiatry 68(suppl 14):14–19, 2007.

Wiggins OP, Schwartz MA: The limits of psychiatric knowledge and the problem of classification, in Philosophical Perspective on Psychiatric Diagnostic Classification. Edited by Sadler JZ, Wiggins OP, Schwartz MA. Baltimore, MD, Johns Hopkins University Press, 1994, pp 89–103.

Wilson M: DSM-Ⅲ and the transformation of American psychiatry: a history. Am J Psychiatry 150:399–410, 1993.

World Health Organization: International Statistical Classification of Diseases and Related Health Problems, 10th Revision. Geneva, World Health Organization, 1992.

World Health Organization: Measuring Health and Disability: Manual for WHO Disability Assessment Schedule (WHODAS 2.0). Edited by Üstün TB, Kostanjsek N, Chatterji S, et al. Geneva, World Health Organization, 2010.

Yager J: Specific components of bedside manner in the general hospital psychiatric consultation: 12 concrete suggestions. Psychosomatics 30:209–212, 1989.

Zimmerman M: Interview Guide for Evaluating DSM- Ⅳ Psychiatric Disorders and the Mental Status Examination. East Greenwich, RI, Psych Products Press, 1994.